一目でわかる！
脳のMRI
正常解剖と機能

監修　石藏礼一
編著　野崎園子
　　　安藤久美子

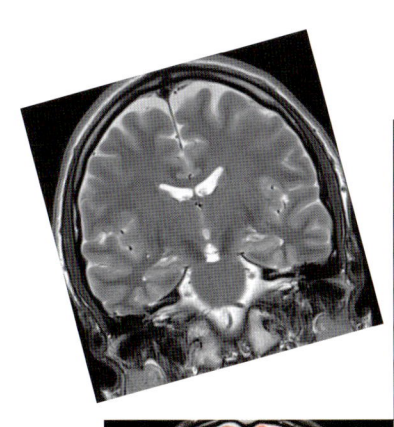
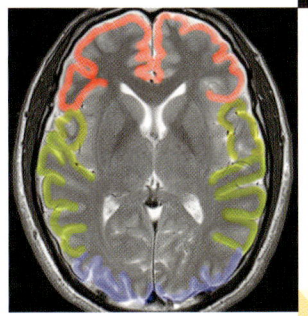
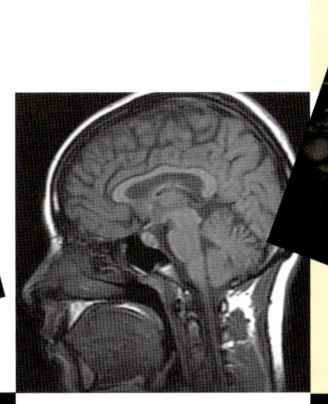
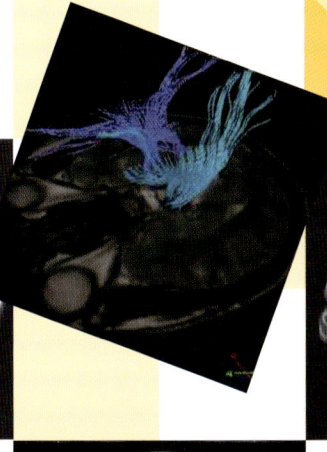
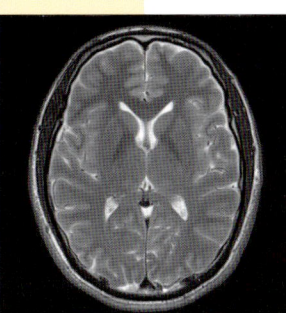

秀潤社

執筆者一覧

- 監修
    - 石藏　礼一　　兵庫医科大学 放射線医学教室
    　　　　　　　　［現 神戸市立医療センター中央市民病院 放射線診断科］

- 編著
    - 野﨑　園子　　兵庫医療大学 リハビリテーション学部・大学院医療科学研究科
    　　　　　　　　［現 わかくさ竜間リハビリテーション病院］
    - 安藤　久美子　兵庫医科大学 放射線医学教室
    　　　　　　　　［現 神戸市立医療センター中央市民病院 放射線診断科］

- 著
    - 琴浦　規子　　兵庫医科大学病院 放射線技術部
    - 勝浦　尭之　　兵庫医科大学 放射線医学教室
    　　　　　　　　［現 西宮協立脳神経外科病院 放射線科］
    - 若田　ゆき　　兵庫医科大学 放射線医学教室

監修者の序

　臨床CT装置が初めて日本に導入されたのは，1975年のことであった．我々は，頭蓋骨の中の脳自体を初めて画像で見ることができるようになった．そのわずか7年後の1982年，MRI装置が日本に導入された．MRIは被曝がなく，任意の断面像を得られる．T1強調像，T2強調像といったさまざまな画像を得られる．さらに，CTと比較して濃度分解能に優れ，造影剤を使わなくても，脳の灰白質，白質といった正常構造と病変が容易に観察される．それ以来，頭部外傷や脳卒中の急性期診断以外の神経放射線診断は，MRIを中心に進歩してきた．そして30数年過ぎた今，日本の100万人あたりのMRI保有台数は世界一である．MRI検査は患者にとって身近な検査となった．このことは即ち，MRIが神経放射線診断の専門医だけのものから，脳や脊髄に疾患を持つ患者に関わる医療従事者すべてにとって，身近なものになったということである．

　しかしながら，MRIは難しいという声をよく聞く．MRIの原理が理解できない，画像の種類が多すぎる，そしてMRIと生体内の解剖の関係の対応が難しい，などの声である．特に，脳は解剖が複雑であるだけでなく，各構造が機能と密接に関わっている．

　そこで，脳の疾患に関わるさまざまな医療従事者にとって，誰でもわかりやすく，手に取りやすい，脳MRI解剖と機能，できれば代表的な疾患の画像も解説する本を作れないかと考えた．

　編集は，MRIの原理，解剖，神経放射線画像診断に精通している放射線科医の安藤久美子先生（兵庫医科大学放射線科）と，神経疾患とリハビリテーションを含めて脳機能に関して多くの経験と深い知識を持たれている神経内科医の野﨑園子先生（兵庫医療大学リハビリテーション学部）にお願いした．

　題名の通り，一目でわかる脳のMRIの本になったと自負している．コンパクトな本であるので，通読するだけでなく，常に傍らにおいて，患者さんの画像と対応させて見ていただきたい．

　この本が，脳のMRIを読者にとって身近なものとしてくださることを祈念しつつ，監修者の序としたい．

2015年7月

兵庫医科大学 放射線医学教室
石藏 礼一

編著者の序

　中枢神経の機能解剖を理解するためには，脳を立体的，つまり，三次元でイメージしなければならない．しかし，臨床における脳の画像診断は，CT/MRIで代表されるように，脳をスライス断面として二次元で読影する．

　私は医学生の頃，その三次元と二次元のギャップに苦労した．機能解剖を理解しようと教科書をひも解くと，必ず立体的なイラストで神経経路が描かれており，その経路が，実際のMRI画像上にどのようにつながっていくのか，なかなかイメージしにくかった経験がある．

　医師になって間もなくMRIが臨床で導入され，その画像の解像度の高さに驚くとともに，機能解剖を画像上に正確にイメージできることの重要性を改めて実感した．最近は，読影ソフトも進歩し，スライス画面を連続で追跡できるようになり，二次元画面でありながら，三次元のイメージを持つことが容易になってきた．血管画像においては，再構成によりまさに三次元化した画面を見ることができる．しかし，基本的には二次元の画像を見て，病変部位とその障害が理解できなければ，すぐに臨床に役立つとはいえない．

　本書は，医学生や医療系の学生，若手医師や医療スタッフが，ベッドサイドでMRI画像を見るときに参照して病態理解を深め，すぐに臨床に役立てることができるためのテキストとして作成された．機能解剖の画像上の同定を中心とした構成であるので，機能解剖の解説文はごく簡潔なものとした．

　また，MRI所見が特徴的な代表的疾患についても提示し，その画像所見の特徴について，専門家としての読影のポイントを記載している．

　この本は，兵庫医科大学放射線医学教室の石藏礼一先生の監修をいただき，安藤久美子先生との編著のもと，放射線科の医師・技師の皆様の全面的なご協力をいただいて完成した．貴重な画像を惜しげもなくご提供いただき，まさに「生きた教科書」というべき書になったと思う．神経内科医としては長年思い描いてきた「欲しかった本」であり，医学生や医療系の学生，若手医師や医療スタッフに是非，手にとって学んでいただきたいと思っている．

　私は現在，医療系大学の学部生や大学院生の教育にあたっているが，やはり，MRIの読影を苦手とする者が少なくない．国家試験前には頭を抱えている学生もいる．この本によってMRIに親しみを持ち，臨床で即戦力となる医療職として巣立っていくことを願っている．

2015年7月

兵庫医療大学 リハビリテーション学部・大学院医療科学研究科

野﨑 園子

研修医の頃，T1強調正中矢状断像を見て，それが脳の生体解剖をそのまま映し出していることに感動しました．

　しかし，画像は実際の患者さんではありません．いわば，患者さんの影です．MRIは生体内の水素（主に水，H_2O）を見ています．しかも，その多くは3Dではなく2Dです．

　今回，3Dの患者さんを見ておられる野﨑園子先生と，2Dの影の本を作らせていただくにあたり，だから画像は難しいのだと改めて思いました．

　皆様のところに届くMRIは，自動で出てくるものではありません．主治医の依頼書やカルテの情報をもとに，何百という撮影方法の中から，私たち画像診断医と放射線技師が協力して，最も適切と思われるものを，患者さんの負担にならない範囲で選び撮影しています（ですから，この画像が欲しいのにない！という時はご用命ください）．

　画像の読影（影を読むと書きます）のアプローチは，大きく分けて2つあります．1つは，患者さんの情報なしで画像に現れているものをそのまま見るという方法です．もう1つは，主治医の方の依頼書やカルテの情報から考えられる所見を画像の上で探すという方法です．どちらも大切ですので，画像診断医は両方の目で画像を見ています．レポートには，病変の信号（色），形，広がりを記載し，それから推察される病態を記載するとともに，考えうる診断を示しています．

　この本の読者の多くは，撮影されたMRIを受け取られる側の方々だと思いますが，レポートを見る前に，是非一度，画像を自分の目で見ていただきたいと思います．患者さんに直に接していらっしゃる皆様には，私たちには見えないものが見える可能性があります．

　幸い日本には，素晴らしい（けれども分厚い）神経放射線画像診断の教科書が多くあります．ただ，そこに書いてあるのは疾患の画像所見で，脳機能との関係の記載は少ないように思います．

　本書は，数式や物理のいらないMRIの基本に始まって，MRI断面上に見える正常解剖，断面の上にのせた機能解剖，基本的な疾患の画像所見がコンパクトにまとめられています．神経放射線画像診断の本と並べて，この本を開いていただくことで，病気と機能の関係が，より深く理解できると思います．

　脳は可塑性に富んでいます．MRIで見えるのは主に障害部位です．しかし，患者さんに寄り添っておられる皆様には，2Dの影の上に患者さんの可能性も見えるのではと期待しています．この本が，患者さんの明るい未来に少しでも貢献できることを祈っております．

　難しいMRIの理論をわかりやすく解説していただいた兵庫医科大学放射線技術部の琴浦規子放射線技師，忙しい育児と仕事の中，時間を割いてくれた放射線医学教室の若田ゆき先生，勝浦尭之先生，歩みの遅い私に常に熱い励ましをくださった野﨑園子先生，私たちの要望にひとつひとつ答えてくださった学研メディカル秀潤社の原田顕子氏に感謝いたします．

　そして，私の仕事を支え続けてくれている母 喜久枝と，妹 良子にこの場を借りて感謝したいと思います．いつも本当にありがとう．

2015年7月

兵庫医科大学 放射線医学教室
安藤 久美子

Contents

- 序 3

1　MRIの撮影法について

- 1　MRIとは 10
- 2　T1強調像 11
- 3　T2強調像 11
- 4　FLAIR（fluid attenuated inversion recovery）像 12
- 5　拡散強調像（diffusion weighted image） 13
- 6　MRIの禁忌 14
- 7　スライス（撮像断面）の設定 15
- 8　その他の画像 16

2　画像解剖

正常解剖

- 1　軸位断像（T2強調像） 18
  延髄レベル／小脳橋角部レベル／橋レベル／中脳レベル／中脳レベル／第三脳室レベル／基底核レベル／半卵円中心レベル／中心溝レベル／頭頂レベル
- 2　矢状断像（T1強調像） 23
  矢状断：傍正中部／矢状断：正中部
- 3　冠状断像（T1強調像） 24
- 4　脳葉 25
  小脳橋角部レベル／皮核レベル／中心溝レベル／正中矢状断
- 5　MRアンギオグラフィー 26
  前から／下方から／横から
- 6　嗅神経 27
- 7　視神経 27
- 8　動眼神経 27
- 9　滑車神経 28
- 10　三叉神経 28
- 11　外転神経 29
- 12　顔面神経，内耳神経 29

機能解剖

- 1 体性感覚　神経系 …………………………………………………………… 30
- 2 体性感覚　三叉神経系 ……………………………………………………… 32
- 3 味覚系 ………………………………………………………………………… 34
- 4 前庭系 ………………………………………………………………………… 36
- 5 聴覚系 ………………………………………………………………………… 38
- 6 視覚系 ………………………………………………………………………… 40
- 7 嗅覚系 ………………………………………………………………………… 42
- 8 運動系　錐体路系 …………………………………………………………… 44
- 9 運動系　大脳基底核運動系 ………………………………………………… 46
- 10 運動系　眼球運動系 ………………………………………………………… 48
- 11 網様体系 ……………………………………………………………………… 50
- 12 小脳系 ………………………………………………………………………… 52
- 13 言語野 ………………………………………………………………………… 54
- 14 辺縁系 ………………………………………………………………………… 56

3 代表的な疾患

野﨑園子，若田ゆき，安藤久美子，石藏礼一

- 1 脳出血（cerebral hemorrhage）……………………………………………… 60
- 2 脳梗塞（cerebral infarction）………………………………………………… 61
- 3 ラクナ梗塞（lacunar infarction）…………………………………………… 63
- 4 くも膜下出血，動脈瘤（subarachnoid hemorrhage, aneurysm）………… 64
- 5 急性硬膜外血腫（acute extradural hematoma）…………………………… 65
- 6 脳挫傷（cerebral contusion）………………………………………………… 66
- 7 慢性硬膜下血腫（chronic subdural hematoma）…………………………… 67
- 8 正常圧水頭症（normal pressure hydrocephalus：NPH）………………… 68
- 9 posterior reversible encephalopathy syndrome（PRES）………………… 69
- 10 膠芽腫（glioblastoma：GB）………………………………………………… 70
- 11 髄膜腫（meningioma）……………………………………………………… 71
- 12 転移性脳腫瘍（metastatic brain tumor）…………………………………… 72
- 13 多発性硬化症（multiple sclerosis：MS）…………………………………… 73
- 14 多系統萎縮症（multiple system atrophy：MSA）………………………… 74
- 15 進行性核上性麻痺（progressive supranuclear palsy：PSP）……………… 75
- 16 アルツハイマー病（Alzheimer's disease）………………………………… 76

- 索引 …………………………………………………………………………………… 77

Part 1

MRIの撮影法について

1 MRIとは

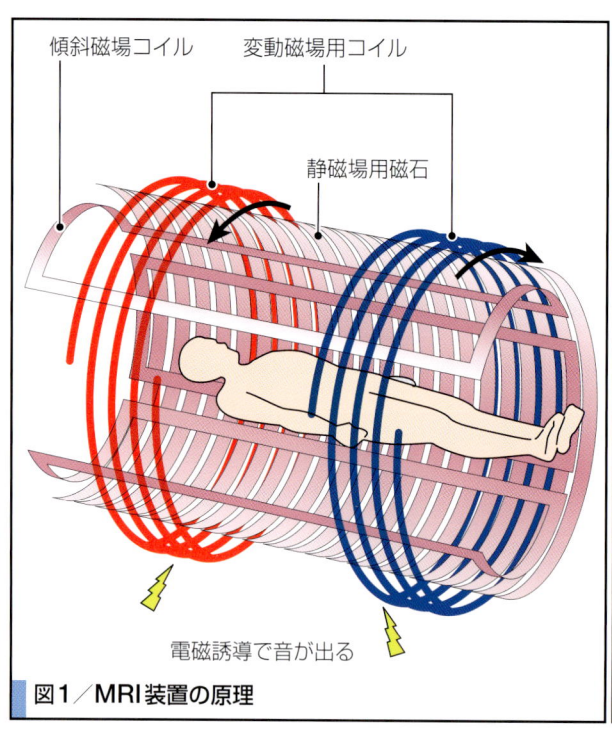

図1／MRI装置の原理

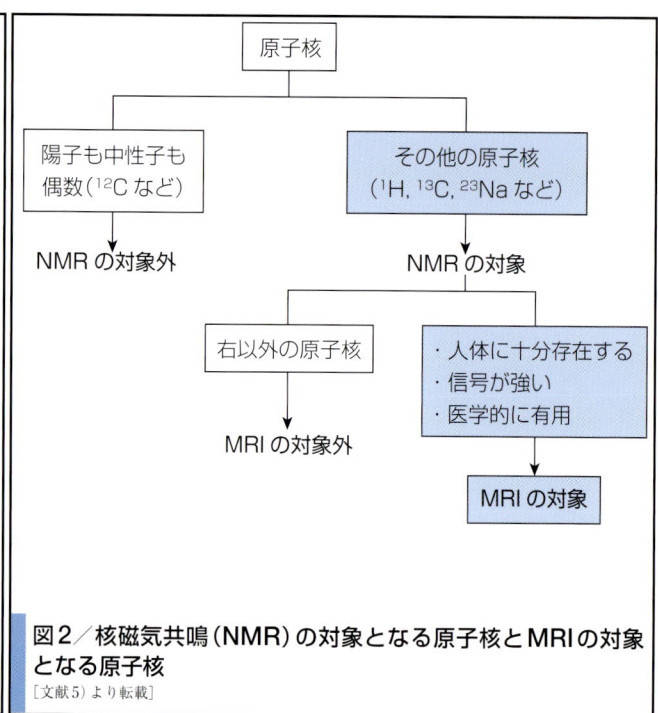

図2／核磁気共鳴（NMR）の対象となる原子核とMRIの対象となる原子核
［文献5）より転載］

　MRIは磁気共鳴イメージング（magnetic resonance imaging）の略称で，原子核を対象としたNMR（nuclear magnetic resonance：核磁気共鳴）現象を利用した画像診断法である．

　NMR現象とは，磁場の中の原子核が特定の高周波電磁波に共鳴し，自ら電波を発信する物理化学現象のことで，MRIは人体の水素原子からの信号を画像にしている．水素原子からの信号を捉えるためには図1のように静磁場の中で検査が行われる．NMR現象は水素原子以外の原子核（ナトリウムや炭素など）でも起こるが，水素原子以外は人体での含有が非常に微量であり，それらの信号はとても弱く画像としては成立しない．したがって現在は，人体に十分存在し信号が強く医学的に有用とされる水素原子を用いたものをMRIであるとしている（図2）．

　磁場の中で人体に高周波であるラジオ波を照射し，体内の水素原子が共鳴して整列する．電波を切ると，その状態から元の状態に戻る過程において，微弱な電波が発生する．この元に戻る状態のことを緩和（relaxation）と呼ぶ．また，緩和には縦緩和（T1強調像）と横緩和（T2強調像）がある．

　原理が取っ付きにくいため，なかなか撮像方法を理解することは難しいので，本章では代表的な方法の特徴を述べる．

❷ T1強調像

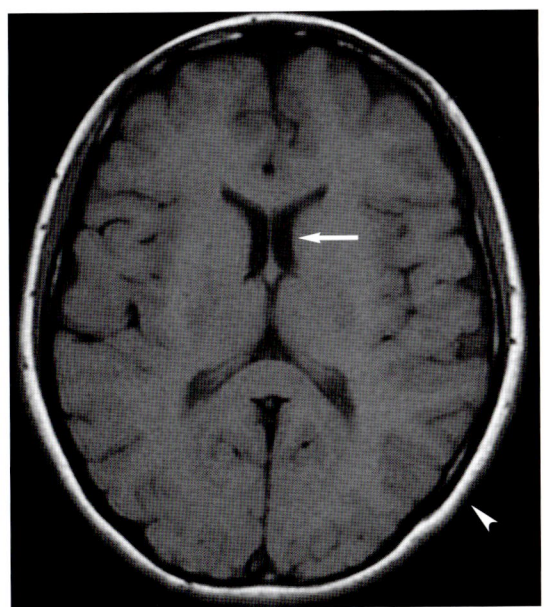

図3／T1強調像
脳脊髄液は黒（→），脂肪は白（▶）．
解剖学的構造が捉えやすく，形態異常を発見しやすい．

　T1強調像は，原理は別にして，縦緩和の回復過程の早い組織と遅い組織の差を強調して画像にする撮像法である．一般的に，T1強調像では水の存在する部分が黒くなり，黒っぽい画像になることが多い（図3）．
　T1強調像で高信号（白）になるものは特異的な信号と言える．T1強調像で高信号になるものは以下のものが挙げられる．
　①脂肪
　②出血（メトヘモグロビン出血後2週～数か月）
　③高タンパク液
　④ゆっくりした流れの血管
　⑤その他，下垂体後葉など

❸ T2強調像

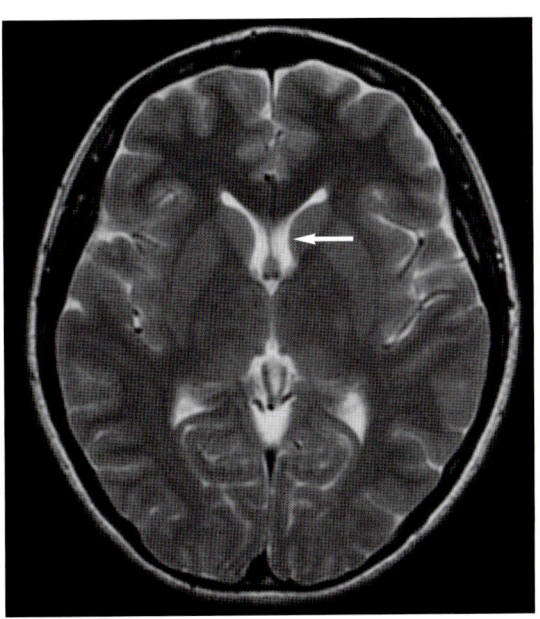

図4／T2強調像
脳脊髄液は白（→）．
多くの病変が白く写るので、病変の拾い出しに有用．

　T2強調像は，横緩和の回復の長い組織が高信号（白）となるように強調して撮像する方法である．横緩和の回復が長いものの代表は水であり，病変部には一般的に水分が多いので，病変の水の含量によって示す信号の強さが違ってきて，組織コントラストが高い画像になる（図4）．
　T2強調像では，液体や脂肪が高信号（白）になるが，特異的な信号としてT2強調像の低信号（黒）が挙げられる．
　①出血（急性期のデオキシヘモグロビンと陳旧性のヘモジデリン）
　②鉄
　③石灰化，骨
　④高タンパク液

3　T2強調像 ● 11

＊表1，2にT1強調像とT2強調像の特徴的な信号強度を示す．

表1 ◆ T1強調像とT2強調像の特徴

画像		信号強度	組織
T1強調像	白 ↕ 黒	高信号 ↕ 低信号	脂肪，骨髄 筋肉 脳白質 脳灰白質，変性・浮腫 水（脳脊髄液，尿など）
T2強調像	白 ↕ 黒	高信号 ↕ 低信号	水（脳脊髄液，尿など） 脂肪，骨髄 脳灰白質，変性・浮腫 脳白質 筋肉

［文献6)7)を参考に作成］

表2 ◆ MRIでの血腫の経時的信号変化

病期		ヘム鉄の変化	T2強調像	T1強調像	CT
超急性期	0～12時間	オキシヘモグロビン	軽度高信号	軽度低信号	高吸収
急性期	1～3日	デオキシヘモグロビン	低信号	軽度低信号～等信号	高吸収
亜急性期（細胞内）	3～14日	メトヘモグロビン	低信号	高信号	高吸収
亜急性期（細胞外）	7日～数か月	メトヘモグロビン	高信号	高信号	辺縁部から低下
慢性期	2週間以上	ヘモジデリン	低信号	等～低信号	低吸収

［文献8)より転載］

4 FLAIR (fluid attenuated inversion recovery) 像

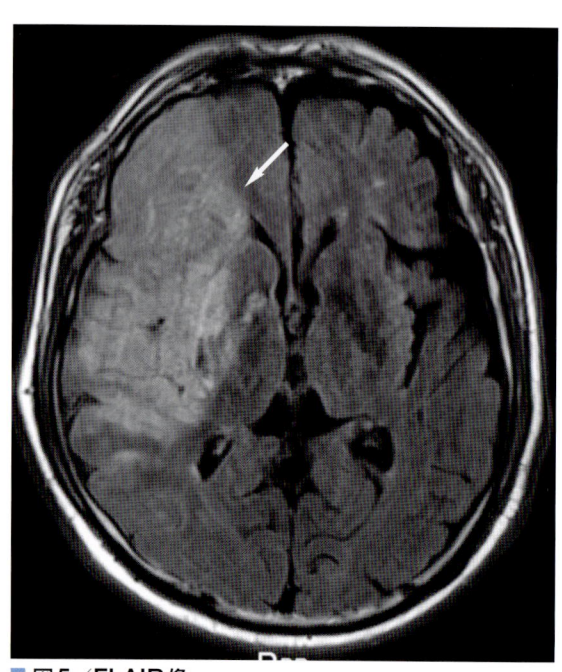

図5／FLAIR像
脳脊髄液が低信号で，脳溝や脳室に接する病変（→）の診断に有用．

FLAIR像は「水(fluid)の信号を減衰(attenuated)させる」という意味を示している．

基本的にはT2強調像だが，自由水の信号がゼロとなるタイミングで信号を収集し，自由水（または自由水と同程度の信号値を持つ組織）からの信号を抑制した画像を得る撮影方法である．

水に接した病変の検出や水の中の病変の検出に有用であり，皮質梗塞や側脳室周辺の脳脊髄液に接する病変の評価に用いられる（図5）．

拡散強調像(diffusion weighted image)

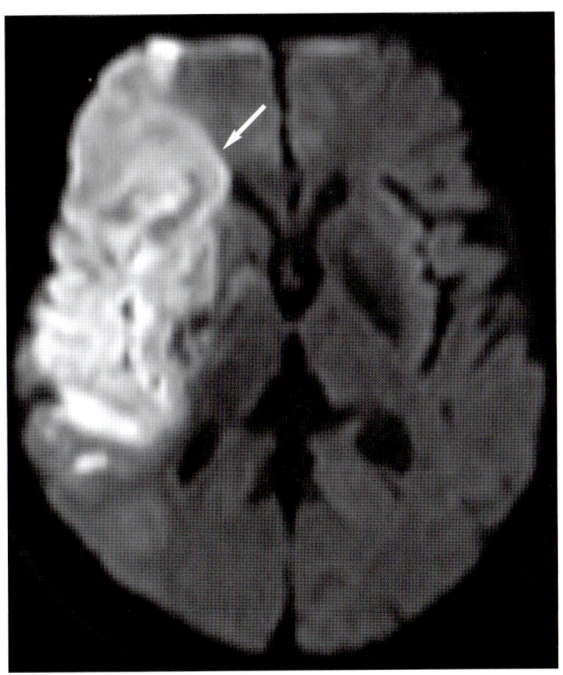

図6/拡散強調像
右中大脳動脈の閉塞による梗塞病変部位が高信号(→)となる.

拡散強調像は,水分子のブラウン運動の様子を画像化したもので,急性期脳梗塞での診断に有用であるとされている.脳梗塞では,脳細胞の虚血によって細胞の膨化が起こり,水の動きが制限されることで高信号になる.拡散強調像での高信号は,水分子の拡散が抑制されているところになる.

拡散強調像の原理は,MPG(motion probing gradient)パルスという傾斜磁場をかけるが,この際,水分子の拡散が大きい箇所についてはMPGをかけている間に水分子が動くので,信号低下を起こす.逆に,水分子の拡散が抑制されている箇所だと,MPGをかけている間も水分子は動かないので,信号が得られる.

脳梗塞の場合,細胞浮腫が起こり,細胞間隙が狭くなり,結果的に細胞間隙を移動する水分子の動きが抑制され,拡散強調像で高信号になると考えられている(図6).

6 MRIの禁忌

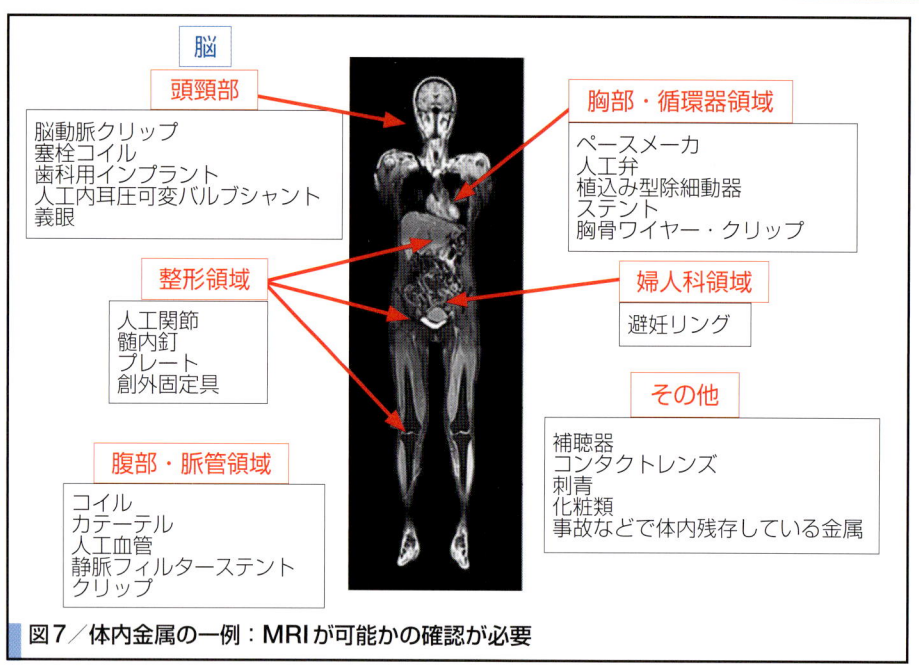

図7／体内金属の一例：MRIが可能かの確認が必要

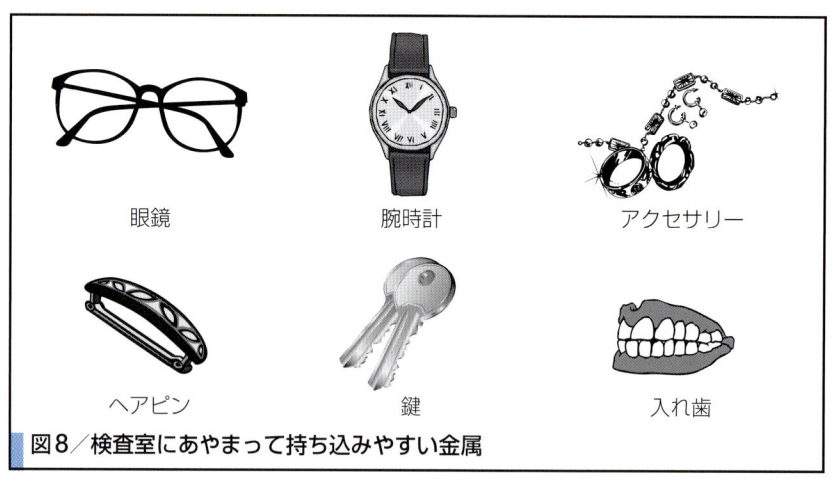

図8／検査室にあやまって持ち込みやすい金属

　MRI検査室内は非常に強い磁場が発生しており，金属（磁性体）が吸引されるため持ち込みは厳禁である．またRF（radio frequency）波により発熱されることで，人体に損傷を及ぼす可能性がある．医療機器・精密機器では誤動作や故障する可能性もある．外見では問題がないように見える場合でも内部に金属成分が含まれている場合があり，検査前には装着されているすべての金属製品（ヘアークリップ，義歯，ピアス，ネックレスなど）は可能な限り取り外してもらった方が安全である．磁気カードや携帯電話の持ち込みも当然ながら厳禁である．

一部のMR対応を除き心臓ペースメーカ装着者，人工内耳装着者，固定が不安定な強磁性体が体内にある人，妊娠初期の胎児などはMRIを施行すべきではない（図7，8）．

　また，車いすやストレッチャーはMRI対応のものを使用しなければならない．通常の車いすやストレッチャーを誤って使用すれば，重大な事故になる．

　MRIでは検査内容により，造影剤を使用することがある．ただし，腎機能障害，透析，急性腎不全の人や，喘息やアレルギー歴，過去の造影剤副作用歴のある人には原則として造影剤の使用は禁忌である．

7 スライス（撮像断面）の設定

軸位断　　　矢状断　　　冠状断

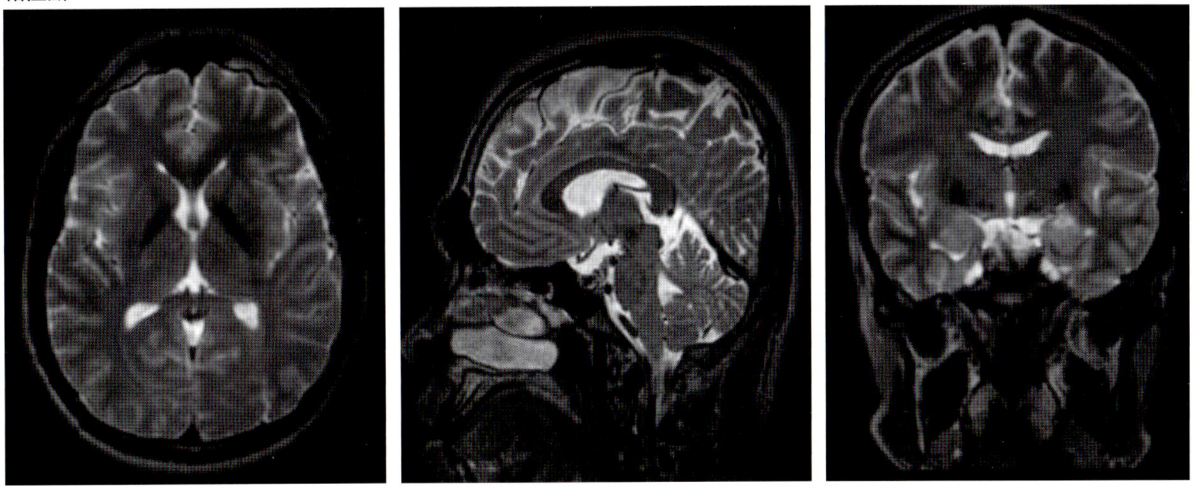

■ 図9

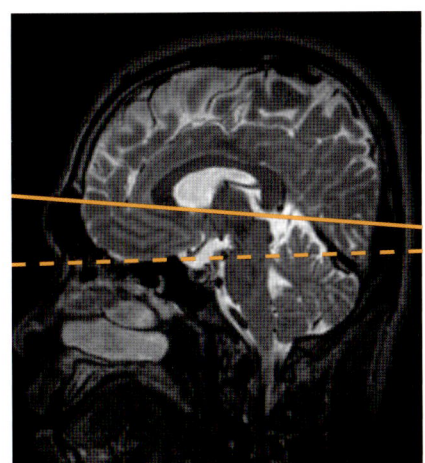

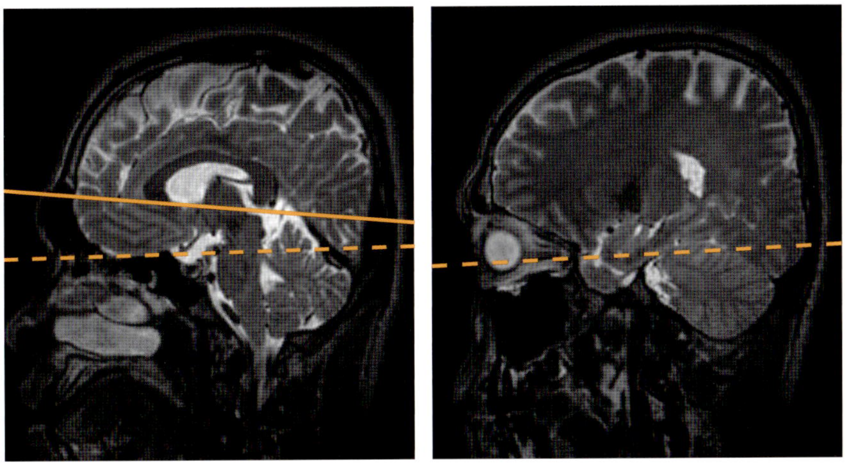

■ 図10／軸位断の基準線
実線（—）はAC-PCライン，点線（---）は視神経ライン．

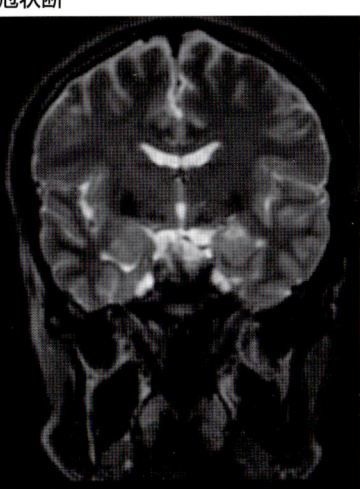

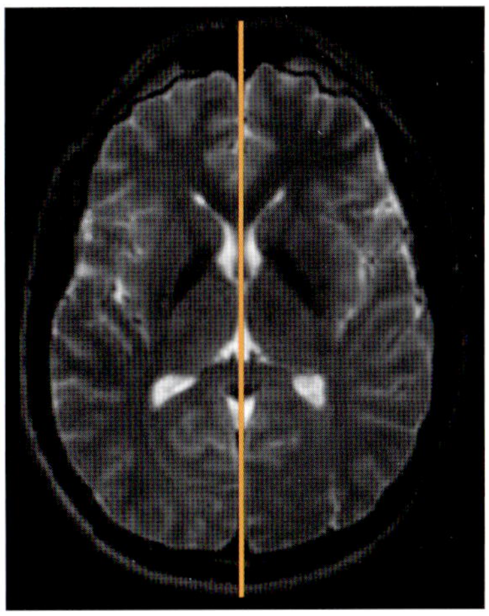

■ 図11／矢状断の基準線

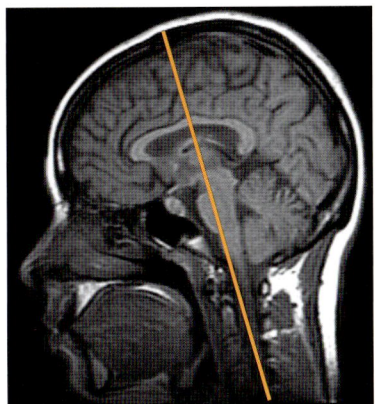

■ 図12／冠状断の基準線

　MRIの代表的な撮像断面として，**軸位断（水平断，横断），矢状断，冠状断**がある（図9）．通常，撮像時には基準線をもとに設定し，再現性のある画像を撮像する．

・**軸位断**：矢状断の画像で前交連（anterior commissure：AC）と後交連（posterior commissure：PC）を結ぶラインを基準線とする．視神経など眼窩部の撮像時には視神経に平行ラインを基準線とする（図10）．

・**矢状断**：軸位断の画像で左右対称になるラインを基準線とする（図11）．

・**冠状断**：矢状断の画像で橋，延髄に平行なラインを基準線とする．海馬や下垂体など，部位が限局される場合は各々に沿った基準線を用いる（図12）．

8 その他の画像

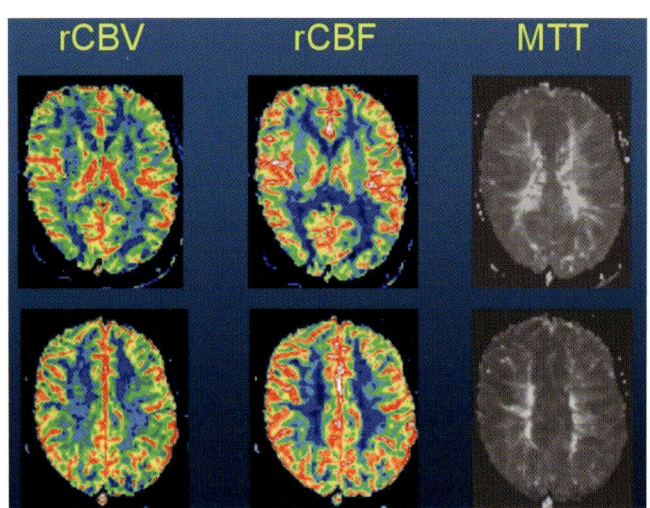

■ 図13／灌流画像

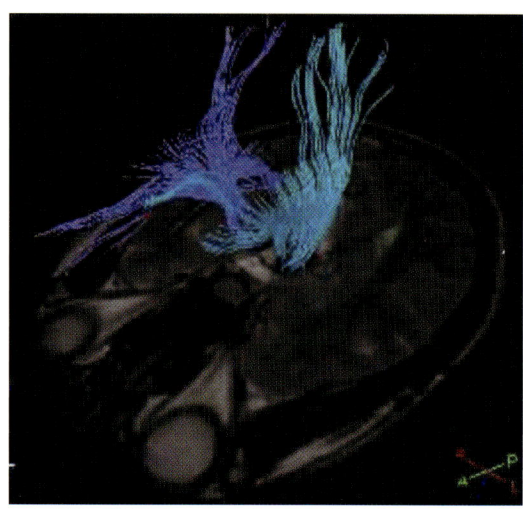

■ 図14／錐体路のtractography

・**灌流画像（perfusion-weighted imaging）**：造影剤の急速静注後の通過による信号変化を高速撮像法で連続撮像して捉え，時間−信号強度曲線から，脳血液量（cerebral blood volume：CBV），脳血流量（cerebral blood flow：CBF），平均到達時間（mean transit time：MTT）などを求める方法である（図13）．

・**拡散テンソルtractography**：水分子の拡散の方向性を画像化したものであり，白質の神経線維路を描出する方法である（図14）．

●**本章の参考文献**
- 1) Hashemi RH, Bradley WG Jr., Lisanti CJ（原著），荒木 力（監訳）：MRIの基本 パワーテキスト 第3版．メディカル・サイエンス・インターナショナル，2011．
- 2) Allen D. Elster（原著），荒木 力（監訳）：MRI「超」講義 Q＆Aで学ぶ原理と臨床応用 第2版：メディカル・サイエンス・インターナショナル，2003．
- 3) 青木茂樹，相田典子，井田正博，大場 洋（編著）：よくわかる脳MRI 第3版．学研メディカル秀潤社，2012．
- 4) 扇 和之（編），土屋一洋（監）：MRIデータブック．メジカルビュー社，2006．
- 5) 荒木 力：MRIの基礎知識：MRIのなぜ．片山 仁（監）：MRIのABC．日本医師会，p.S31，1999．
- 6) 高橋昭喜：脳MRI．3．血管障害・腫瘍・感染症・他．学研メディカル秀潤社．2010．
- 7) 松本満臣，土井 司（編）：考えるMRI撮像技術．文光堂，2007．
- 8) 土屋一洋・監修：症状と疾患からみる脳MRI．学研メディカル秀潤社．p.74-75, 2010．

Part 2

画像解剖

正常解剖
機能解剖

● 正常解剖

1 軸位断像（T2強調像）

延髄レベル

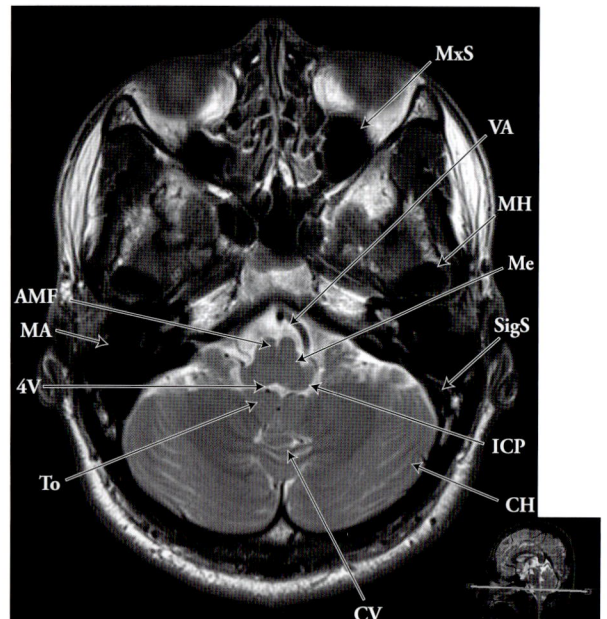

小脳橋角部レベル

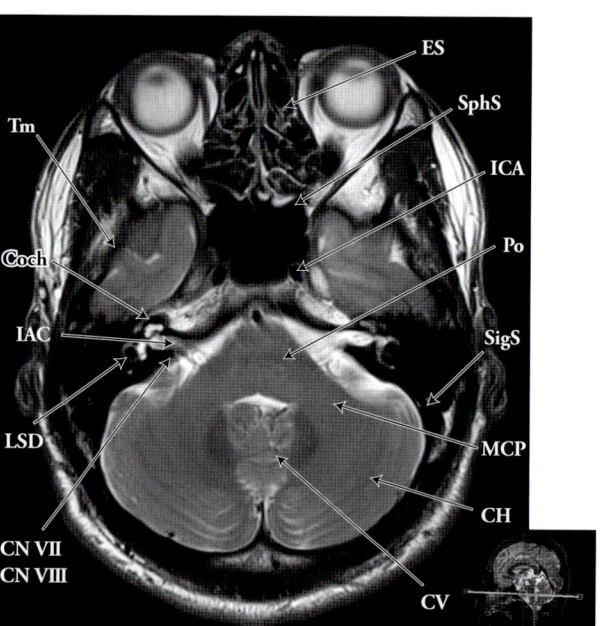

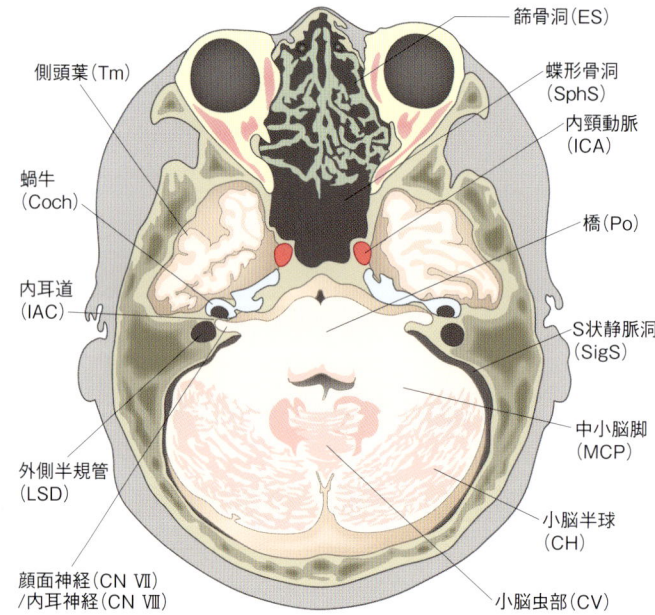

- 4V：第四脳室　fourth ventricle
- AMF：前正中裂　anterior median fissure
- CH：小脳半球　cerebellar hemisphere
- CN Ⅶ：顔面神経　facial nerve
- CN Ⅷ：内耳神経　vestibulocochlear nerve
- Coch：蝸牛　cochlea
- CV：小脳虫部　cerebellar vermis
- ES：篩骨洞　ethmoid sinus
- IAC：内耳道　internal auditory canal
- ICA：内頸動脈　internal carotid artery
- ICP：下小脳脚　inferior cerebellar peduncle
- LSD：外側半規管　lateral semicircular duct
- MA：乳突蜂巣　mastoid air cells
- Me：延髄　medulla oblongata
- MH：下顎頭　mandibular head
- MxS：上顎洞　maxillary sinus
- MCP：中小脳脚　middle cerebellar peduncle
- Po：橋　pons
- SigS：S状静脈洞　sigmoid sinus
- SphS：蝶形骨洞　sphenoid sinus
- Tm：側頭葉　temporal lobe
- To：小脳扁桃　cerebellar tonsil
- VA：椎骨動脈　vertebral artery

橋レベル

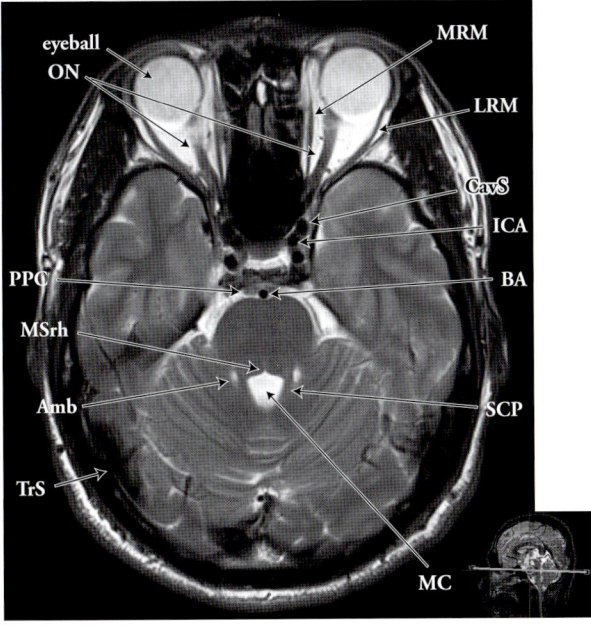

中脳レベル

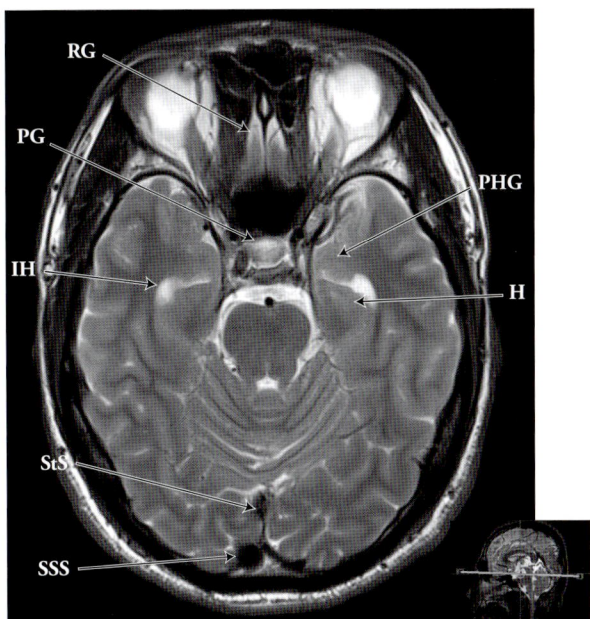

Amb：迂回槽　ambient cistern
BA：脳底動脈　basilar artery
CavS：海綿静脈洞　cavernous sinus
eyeball：眼球
H：海馬　hippocampus
ICA：内頸動脈　internal carotid artery
IH：側脳室下角　inferior horn of lateral ventricle
LRM：外直筋　lateral rectus muscle
MC：Meckel腔　Meckel's cave
Mid：中脳　midbrain (mesencephalon)
MRM：内直筋　medial rectus muscle
MSrh：正中溝　median sulcus of rhomboid fossa
ON：視神経　optic nerve
PHG：海馬傍回　parahippocampal gyrus
PG：下垂体　pituitary gland
PPC：橋前槽　prepontine cistern
RG：直回　rectal gyrus
SCP：上小脳脚　superior cerebellar peduncle
SSS：上矢状静脈洞　superior sagittal sinus
StS：直静脈洞　straight sinus
TrS：横静脈洞　transverse sinus

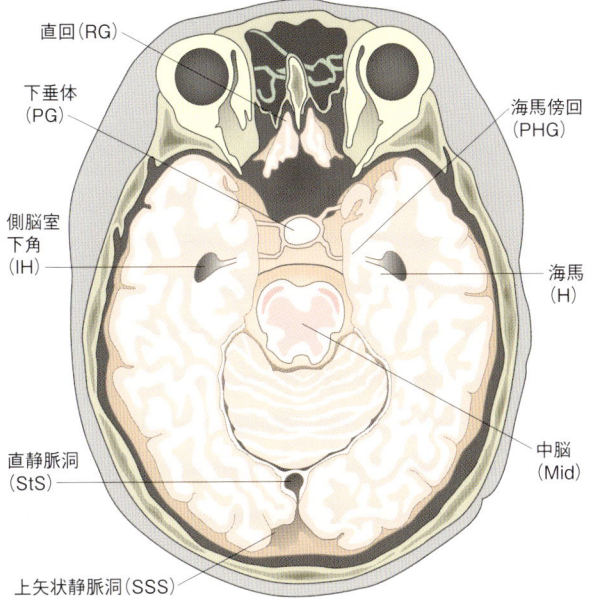

1　軸位断像（T2強調像）● 19

中脳レベル

第三脳室レベル

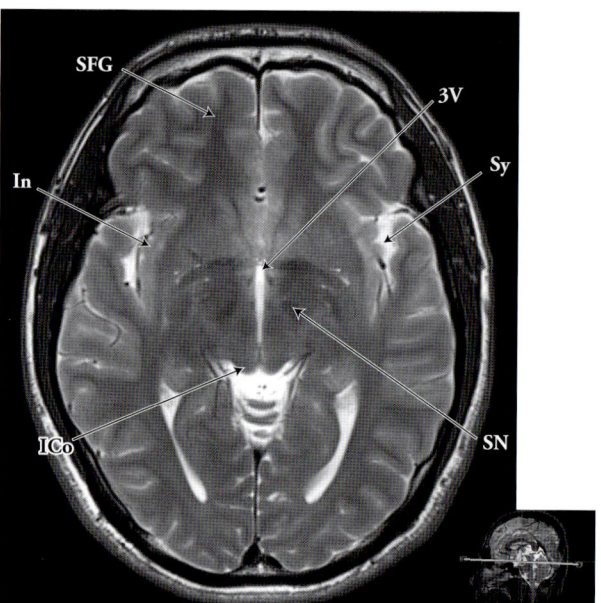

3V： 第三脳室　third ventricle
ACA： 前大脳動脈　anterior cerebral artery
Aq： 中脳水道　cerebral aqueduct
CalS： 鳥距溝　calcarine sulcus
CP： 大脳脚　cerebral peduncle
CV： 小脳虫部　cerebellar vermis
Falx： 大脳鎌　falx cerebri
ICo： 下丘　inferior colliculus
In： 島　insula
ITG： 下側頭回　inferior temporal gyrus
MB： 乳頭体　mammillary body
MCA： 中大脳動脈　middle cerebral artery
Mid： 中脳　midbrain (mesencephalon)
MTG： 中側頭回　middle temporal gyrus
OT： 視索　optic tract
RN： 赤核　red nucleus
SFG： 上前頭回　superior frontal gyrus
SN： 黒質　substantia nigra
SSS： 上矢状静脈洞　superior sagittal sinus
STG： 上側頭回　superior temporal gyrus
Sy： シルビウス裂　Sylvian fissure

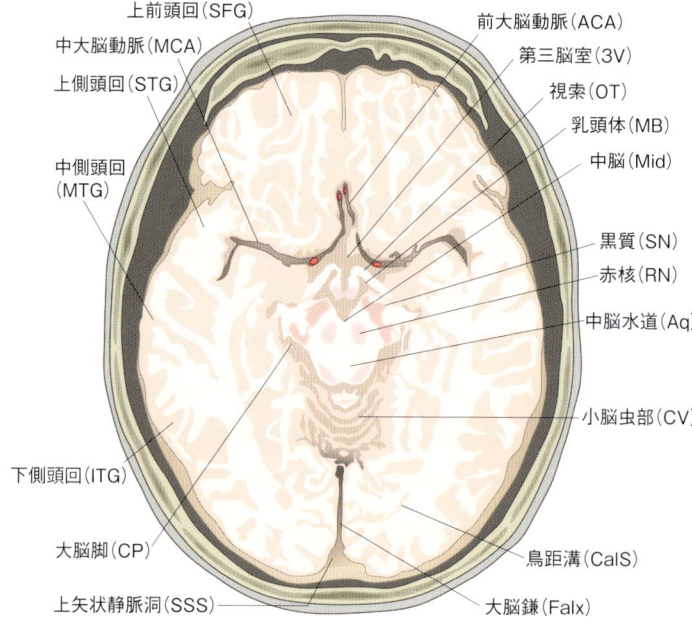

20 ● Part 2／画像解剖──正常解剖

基底核レベル

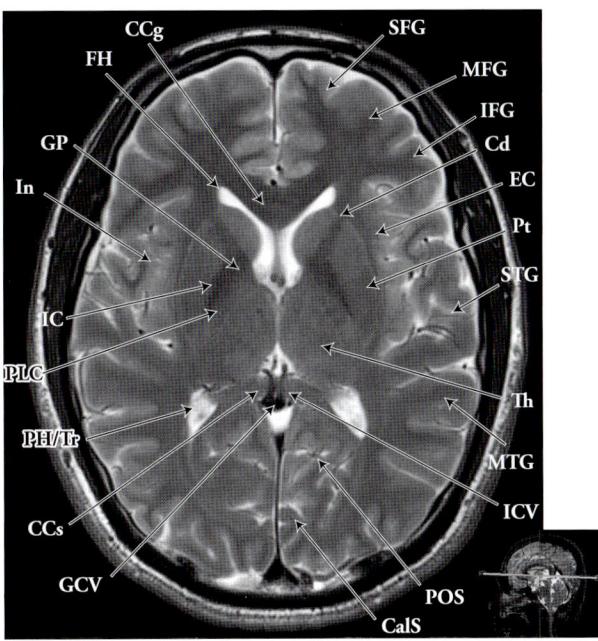

半卵円中心レベル

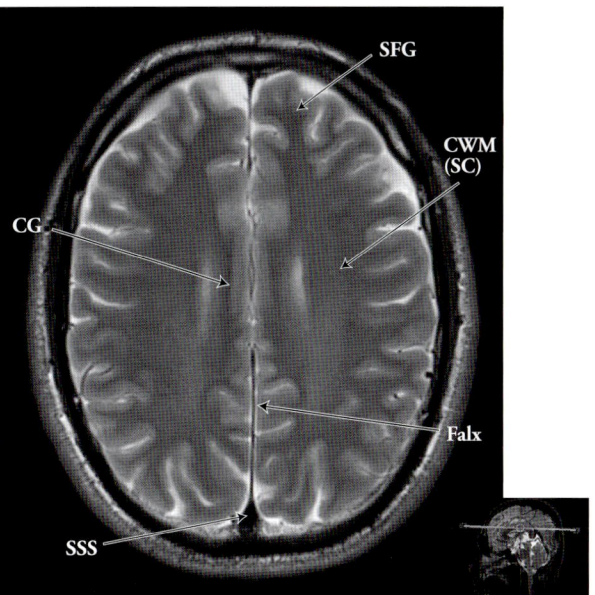

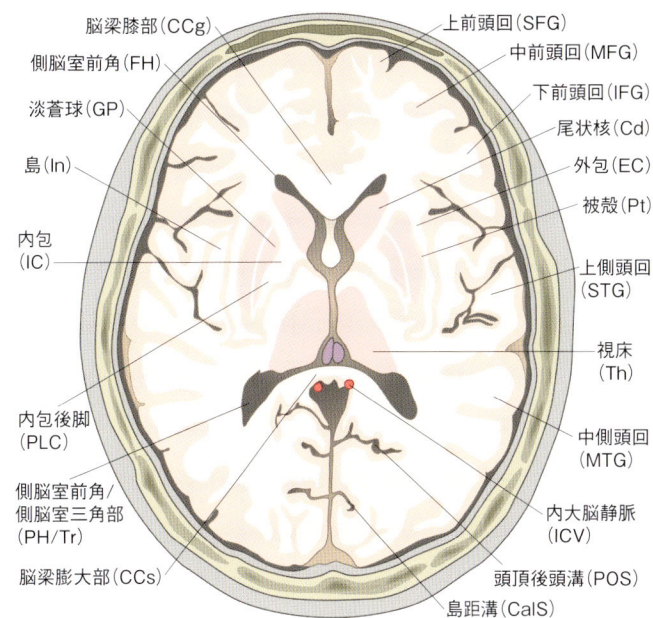

CalS：鳥距溝　calcarine sulcus
Cd：尾状核　caudate nucleus
CCg：脳梁膝部　genu of corpus callosum
CCs：脳梁膨大部　splenium of corpus callosum
CG：帯状回　cingulate gyrus
CWM(SC)：大脳白質（半卵円中心）　cerebral white matter (semioval center)
EC：外包　external capsule
Falx：大脳鎌　falx cerebri
FH：側脳室前角　frontal horn of lateral ventricle
GCV：大大脳静脈　great cerebral vein
GP：淡蒼球　globus pallidus (pallidum)
IC：内包　internal capsule
ICV：内大脳静脈　internal cerebral vein
IFG：下前頭回　inferior frontal gyrus
In：島　insula (island of Reil)
MFG：中前頭回　middle frontal gyrus
MTG：中側頭回　middle temporal gyrus
PH：側脳室後角　posterior horn of lateral ventricle
PLC：内包後脚　posterior limb of internal capsule
POS：頭頂後頭溝　parietooccipital sulcus
Pt：被殻　putamen
SFG：上前頭回　superior frontal gyrus
SSS：上矢状静脈洞　superior sagittal sinus
STG：上側頭回　superior temporal gyrus
Th：視床　thalamus
Tr：側脳室三角部　trigone of lateral ventricle

中心溝レベル

頭頂レベル

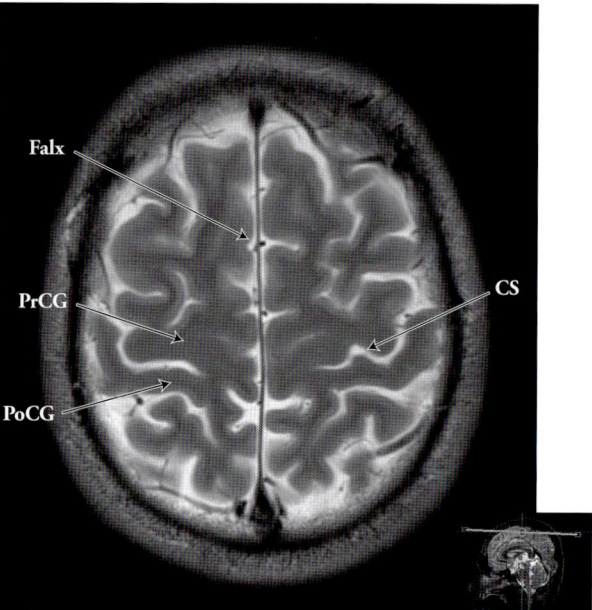

CS： 中心溝 central sulcus
Falx： 大脳鎌 falx cerebri
IHF： 大脳縦裂 interhemispheric fissure
　　　(longitudinal cerebral fissure)
PCL： 中心傍小葉 paracentral lobule
PoCG： 中心後回 postcentral gyrus
PrCG： 中心前回 precentral gyrus
SFS： 上前頭溝 superior frontal sulcus
SSS： 上矢状静脈洞 superior sagittal sinus
pars marginalis： 帯状回縁部

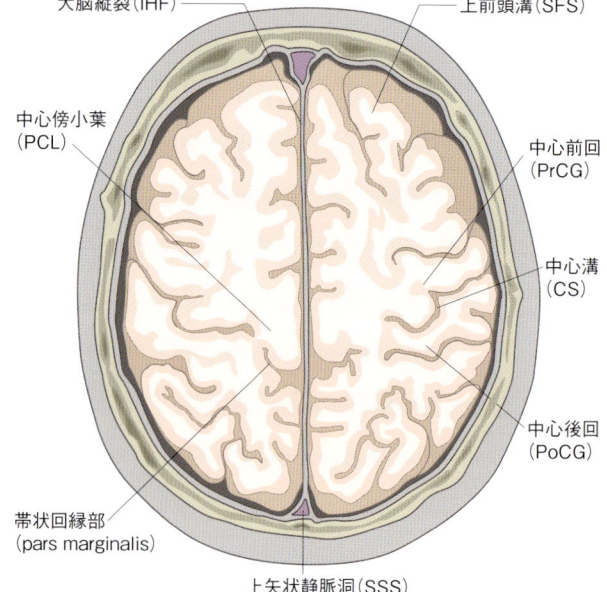

● 正常解剖

2 矢状断像（T1強調像）

矢状断：傍正中部

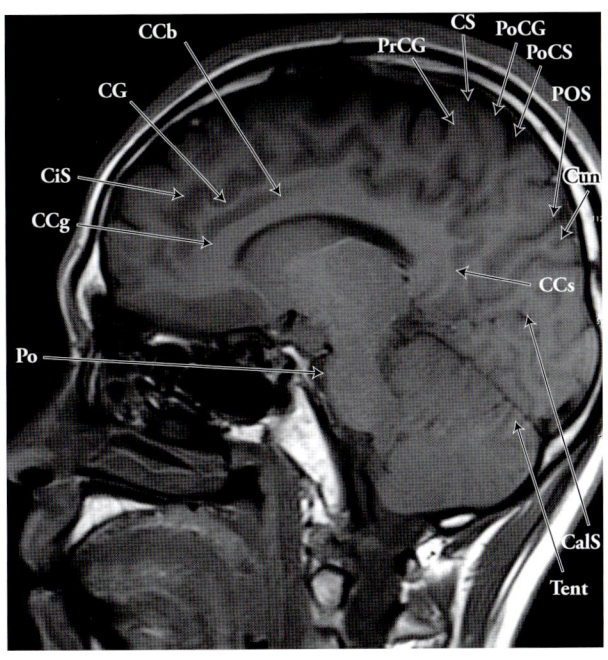

矢状断：正中部

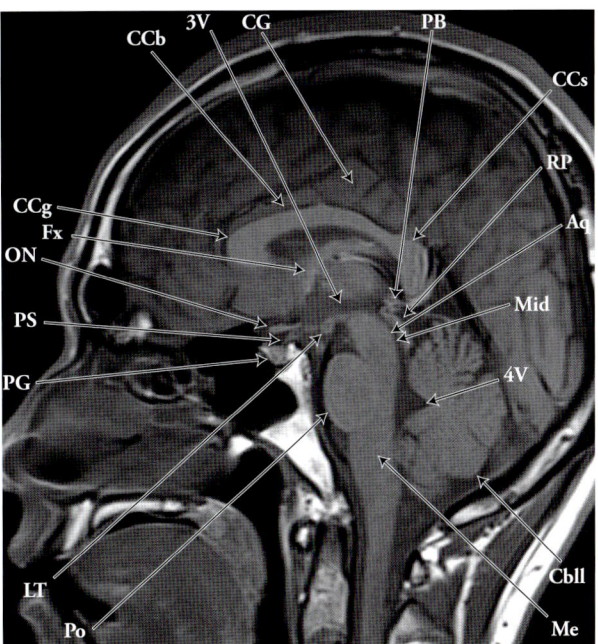

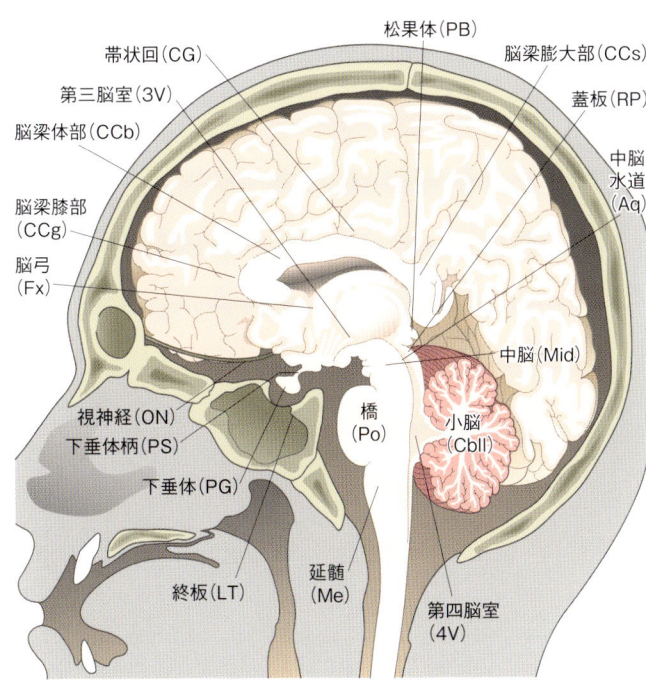

3V ：第三脳室　third ventricle
4V ：第四脳室　fourth ventricle
Aq ：中脳水道　cerebral aqueduct of Sylvius
CalS ：鳥距溝　calcarine sulcus
Cbll ：小脳　cerebellum
CCb ：脳梁体部　body of corpus callosum
CCg ：脳梁膝部　genu of corpus callosum
CCs ：脳梁膨大部　splenium of corpus callosum
CG ：帯状回　cingulate gyrus
CiS ：帯状溝　cingulate sulcus
CS ：中心溝　central sulcus
Cun ：楔部　cuneus
Fx ：脳弓　fornix
LT ：終板　lamina terminalis
Me ：延髄　medulla oblongat
Mid ：中脳　midbrain（mesencephalon）
ON ：視神経　optic nerve
PB ：松果体　pineal body
PG ：下垂体　pituitary gland
Po ：橋　pons
PoCG ：中心後回　postcentral gyrus
PoCS ：中心後溝　postcentral sulcus
POS ：頭頂後頭溝　parietooccipital sulcus
PrCG ：中心前回　precentral gyrus
PS ：下垂体柄　pituitary stalk
RP ：蓋板　roof plate
Tent ：小脳テント　tentorium cerebelli

2　矢状断像（T1強調像）● 23

● 正常解剖

3 冠状断像（T1強調像）

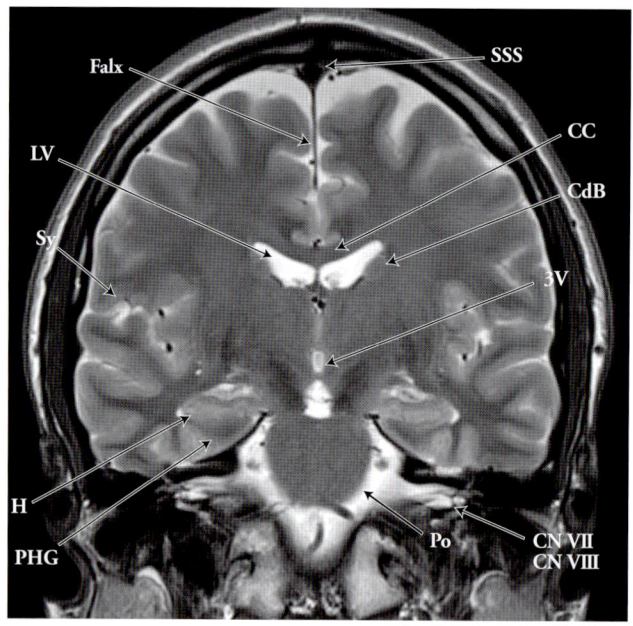

3V： 第三脳室　third ventricle
CC： 脳梁　corpus callosum
CdB： 尾状核体部　body of caudate nucleus
CN Ⅶ： 顔面神経　facial nerve
CN Ⅷ： 内耳神経　vestibulocochlear nerve
Falx： 大脳鎌　falx cerebri

H： 海馬　hippocampus
LV： 側脳室　lateral ventricle
PHG： 海馬傍回　parahippocampal gyrus
Po： 橋　pons
SSS： 上矢状静脈洞　superior sagittal sinus
Sy： シルビウス裂　Sylvian fissure

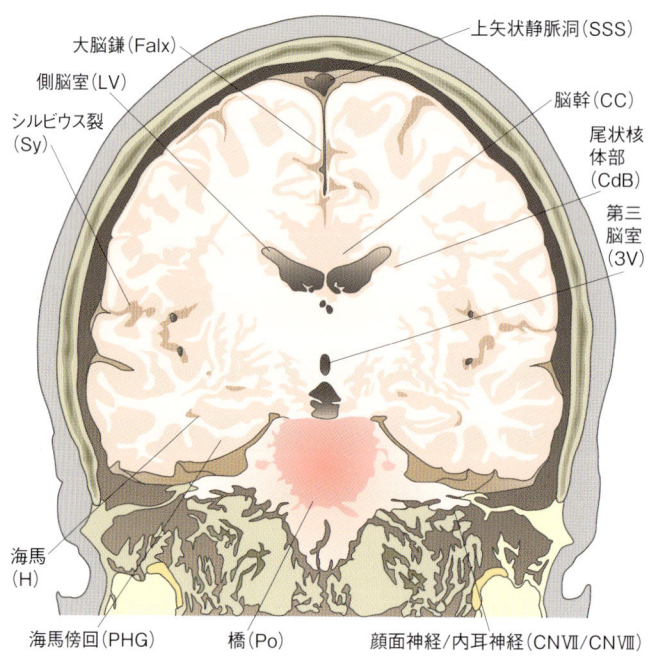

24 ● Part 2／画像解剖──正常解剖

正常解剖

4 脳葉

小脳橋角部レベル

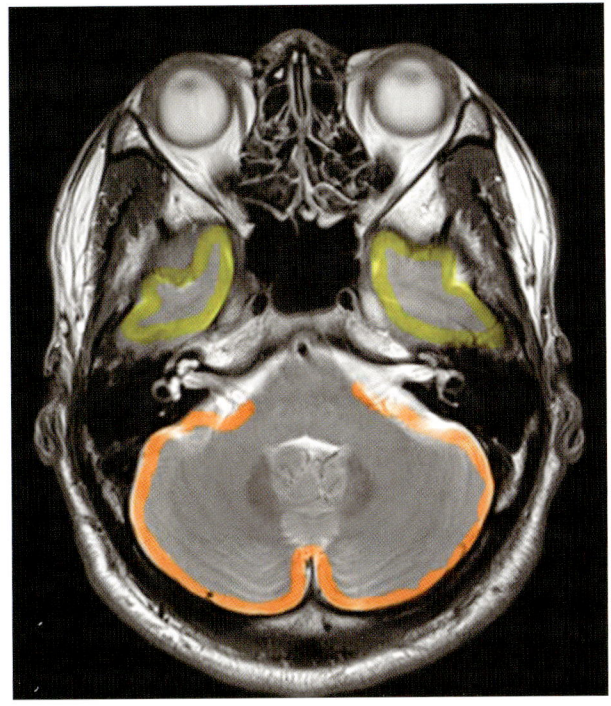

皮核レベル

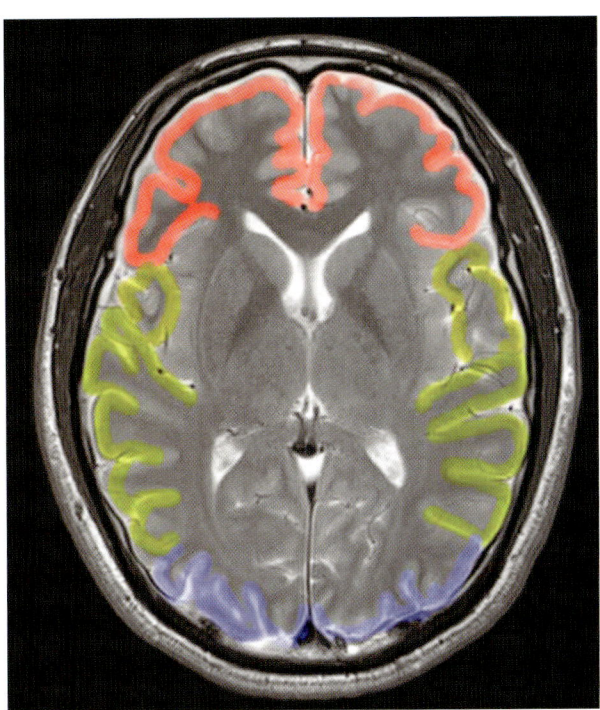

中心溝レベル

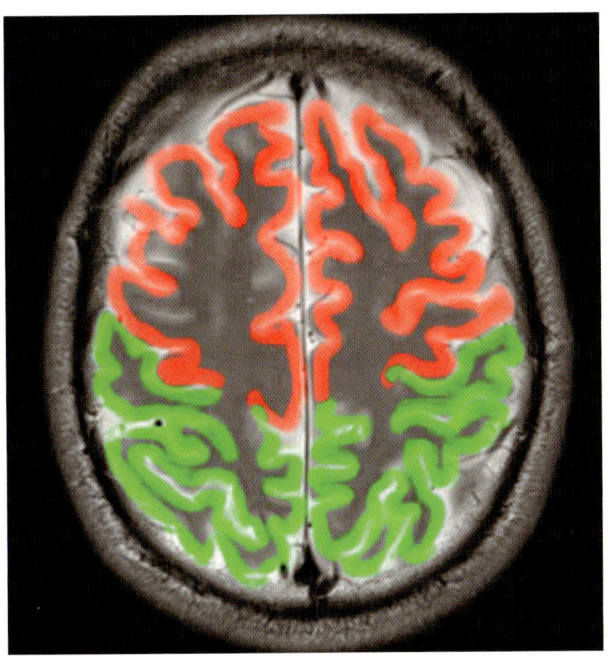

正中矢状断

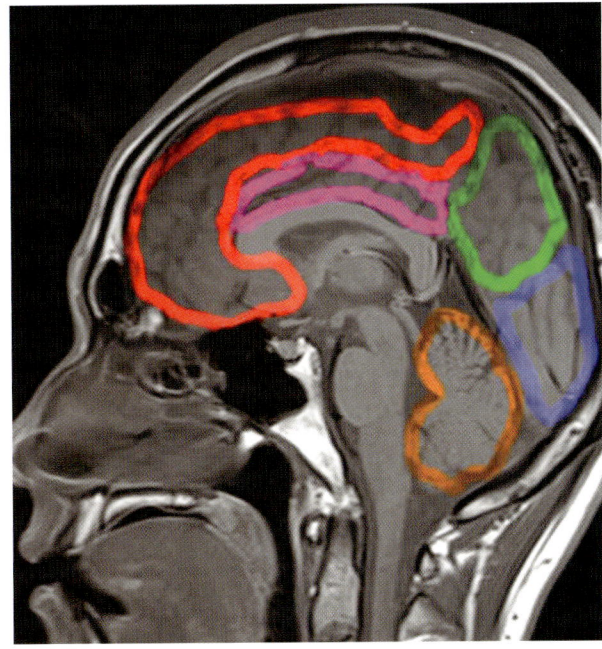

- ■：側頭葉　temporal lobe (Tm)
- ■：前頭葉　frontal lobe
- ■：後頭葉　occipital lobe (Occ)
- ■：頭頂葉　parietal lobe
- ■：小脳　cerebellum (Cbll)
- ■：帯状回　cingulate gyrus (CG)

● 正常解剖

5 ● MRアンギオグラフィー

前から

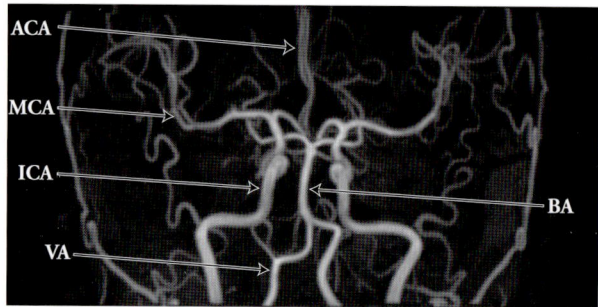

横から

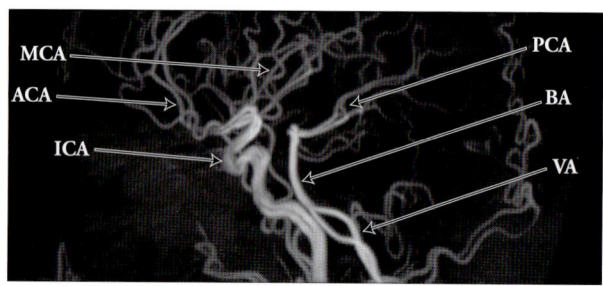

下方から

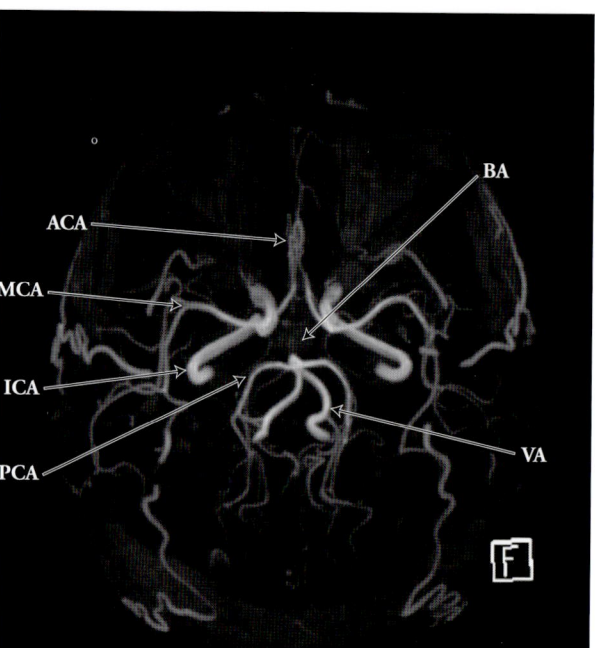

ACA：前大脳動脈　anterior cerebral artery
BA：脳底動脈　basilar artery
ICA：内頸動脈　internal carotid artery
MCA：中大脳動脈　middle cerebral artery
PCA：後大脳動脈　posterior cerebral artery
VA：椎骨動脈　vertebral artery

● 正常解剖

6 嗅神経（T2強調像）

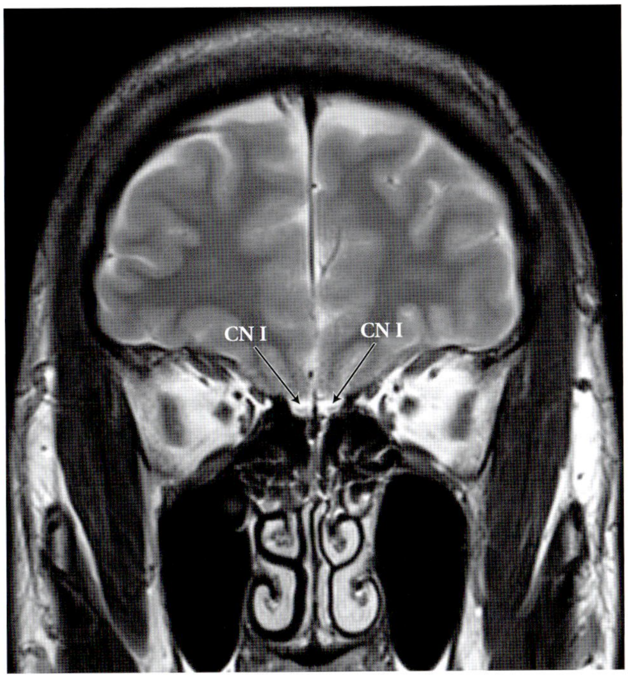

CN I：嗅神経　olfactory nerve

● 正常解剖

7 視神経（T2強調像）

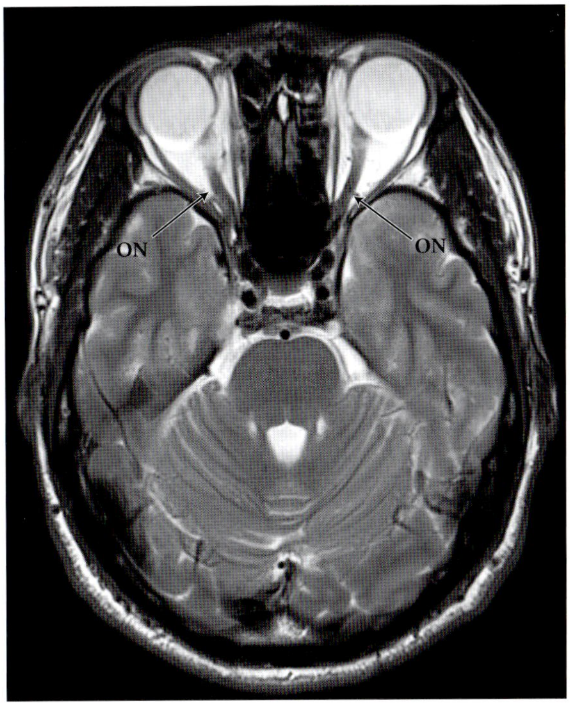

ON：視神経　optic nerve

● 正常解剖

8 動眼神経

DRIVE軸位断像（再構成画像）

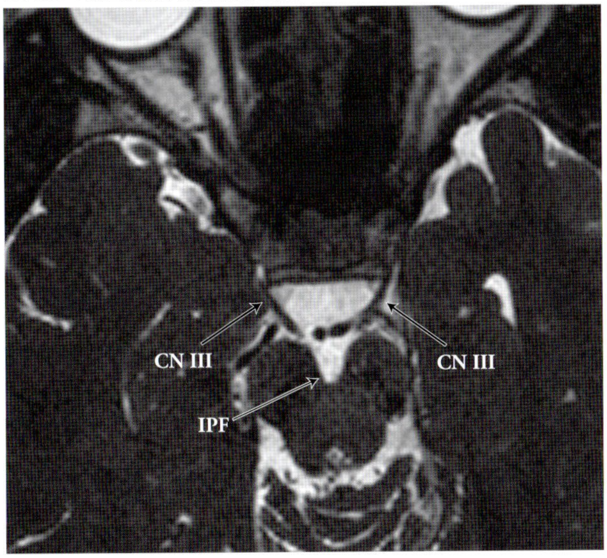

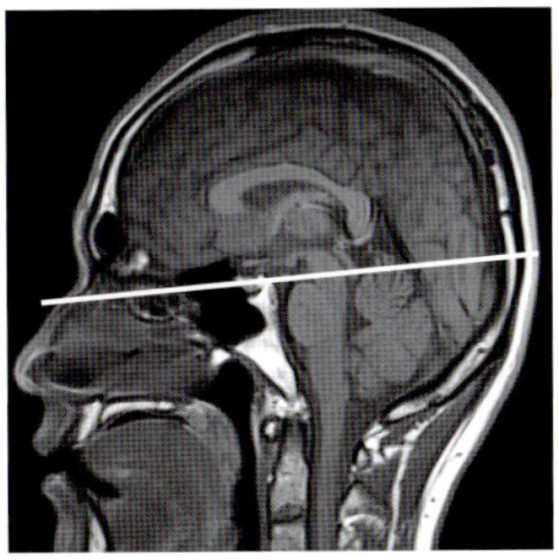

CN Ⅲ：動眼神経　oculomotor nerve
IPF：脚間窩　interpeduncular fossa

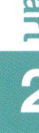
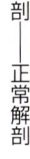

● 正常解剖

9 滑車神経

DRIVE軸位断像（再構成画像）

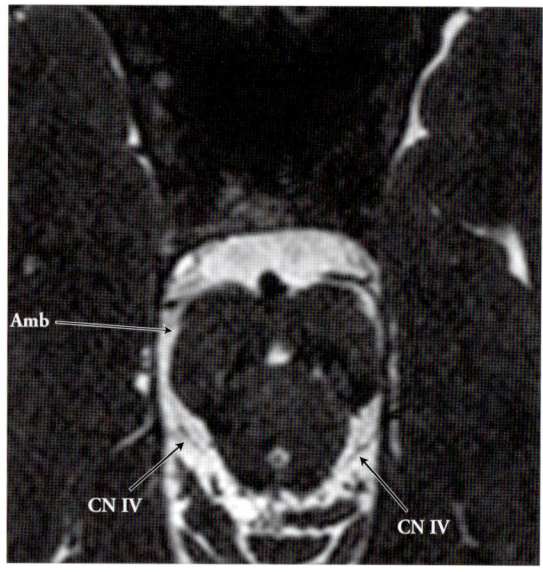
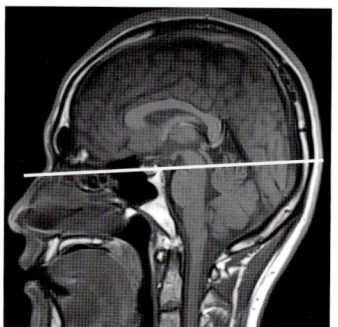

Amb：迂回槽　ambient cistern
CN Ⅳ：滑車神経　trochlear nerve

● 正常解剖

10 三叉神経

DRIVE軸位断像（再構成画像）

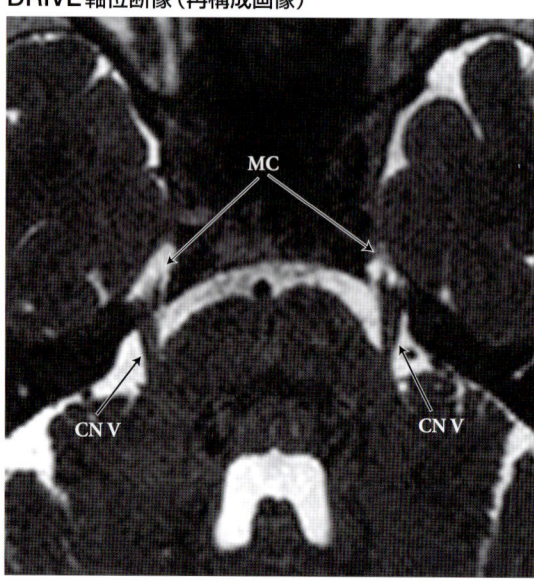
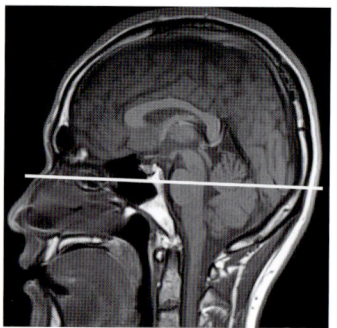

CN Ⅴ：三叉神経　trigeminal nerve
MC：Meckel腔　Meckel's cave

● 正常解剖

11 外転神経

DRIVE 軸位断像（再構成画像）

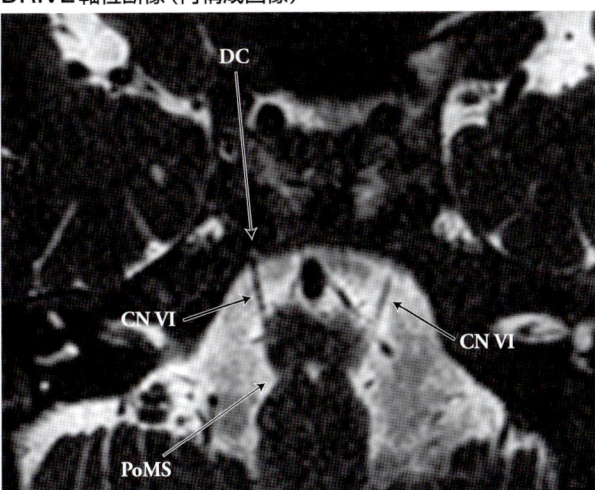

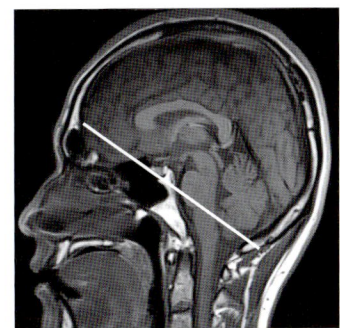

CN Ⅵ：外転神経　abducens nerve
DC：Dorello's canal
PoMS：橋延髄溝　pontomedullary sulcus

● 正常解剖

12 顔面神経，内耳神経

A　DRIVE軸位断像

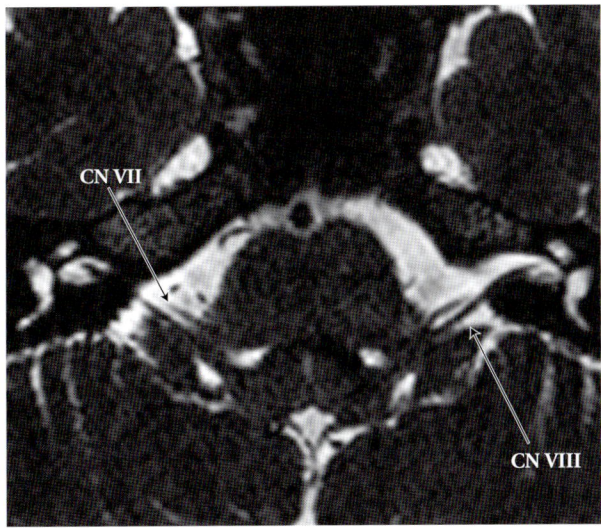

B　DRIVE矢状断像（再構成画像）

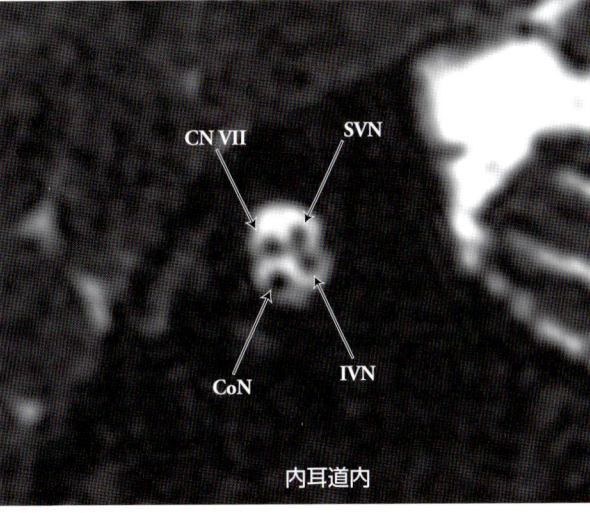

内耳道内

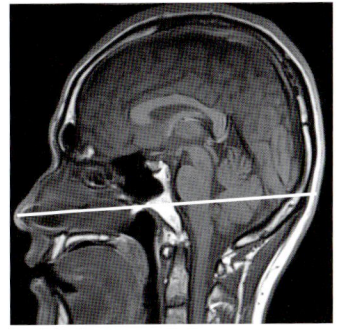

CN Ⅶ：顔面神経　facial nerve
CN Ⅷ：内耳神経　vestibulocochlear nerve
CoN：蝸牛神経　cochlear nerve
IVN：下前庭神経　inferior vestibular nerve
SVN：上前庭神経　superior vestibular nerve

機能解剖

1 体性感覚　神経系

● **機能**　1）温度覚，痛覚（自由神経終末）：外側脊髄視床路．
2）触覚，疎な圧覚（皮膚受容器）：前脊髄視床路．
3）位置覚，振動覚，圧覚，識別覚（皮膚受容体，筋・腱受容体など）：後索・内側毛帯路．
4）深部知覚（筋紡錘，腱紡錘，関節小体など）：前・後脊髄小脳路．
視床からいずれも第3次ニューロンとして，中心後回と一部は中心前回へ達する．

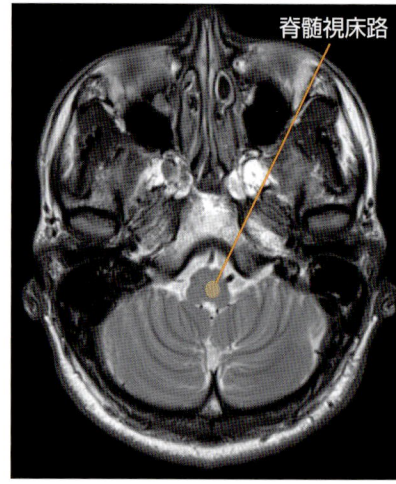

① 脊髄視床路

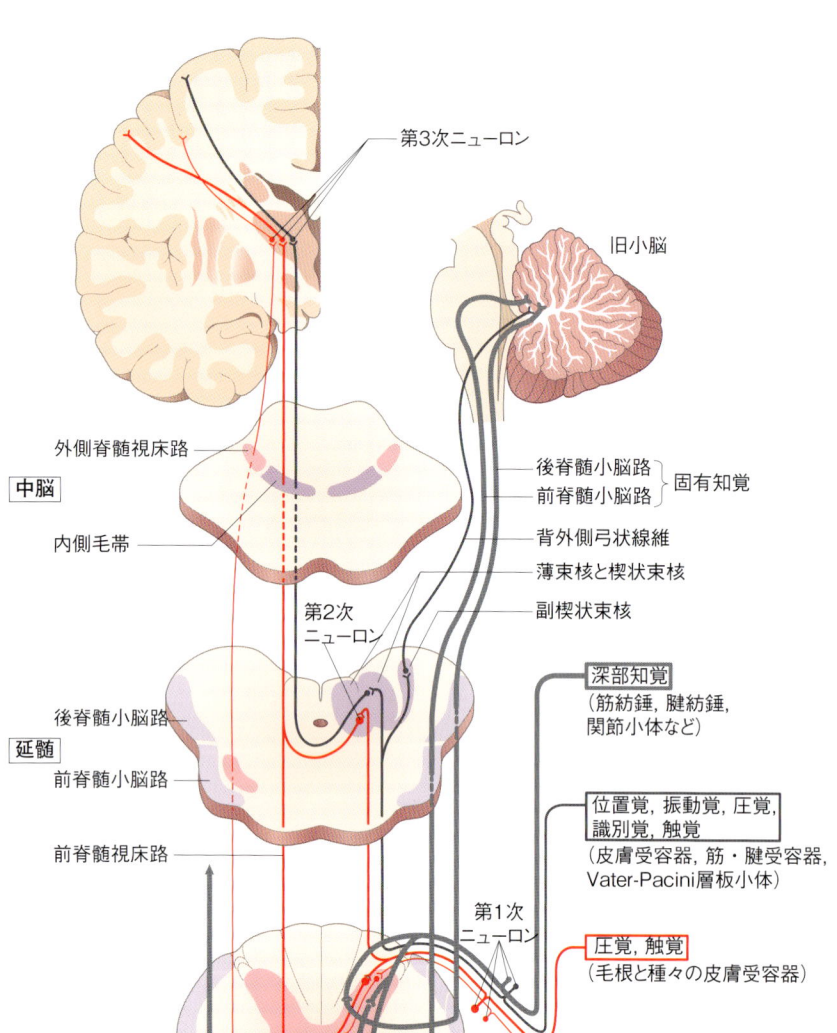

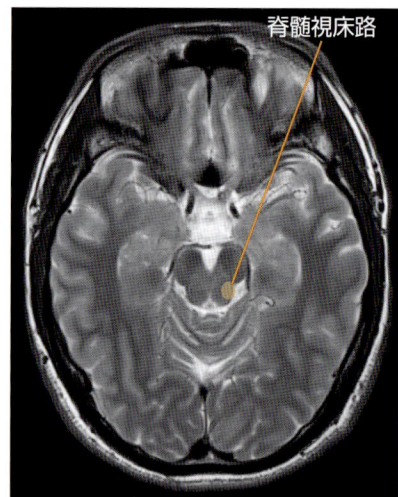

⑤ 脊髄視床路

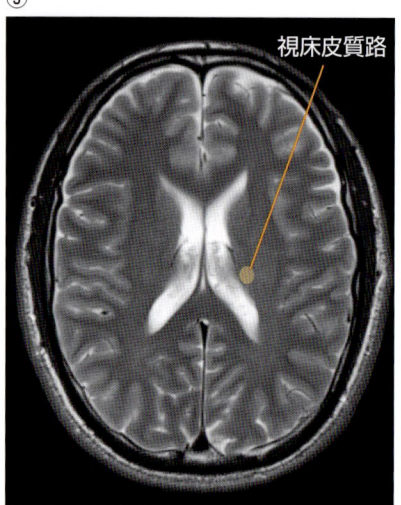

⑨ 視床皮質路

［文献1）より一部改変して転載］

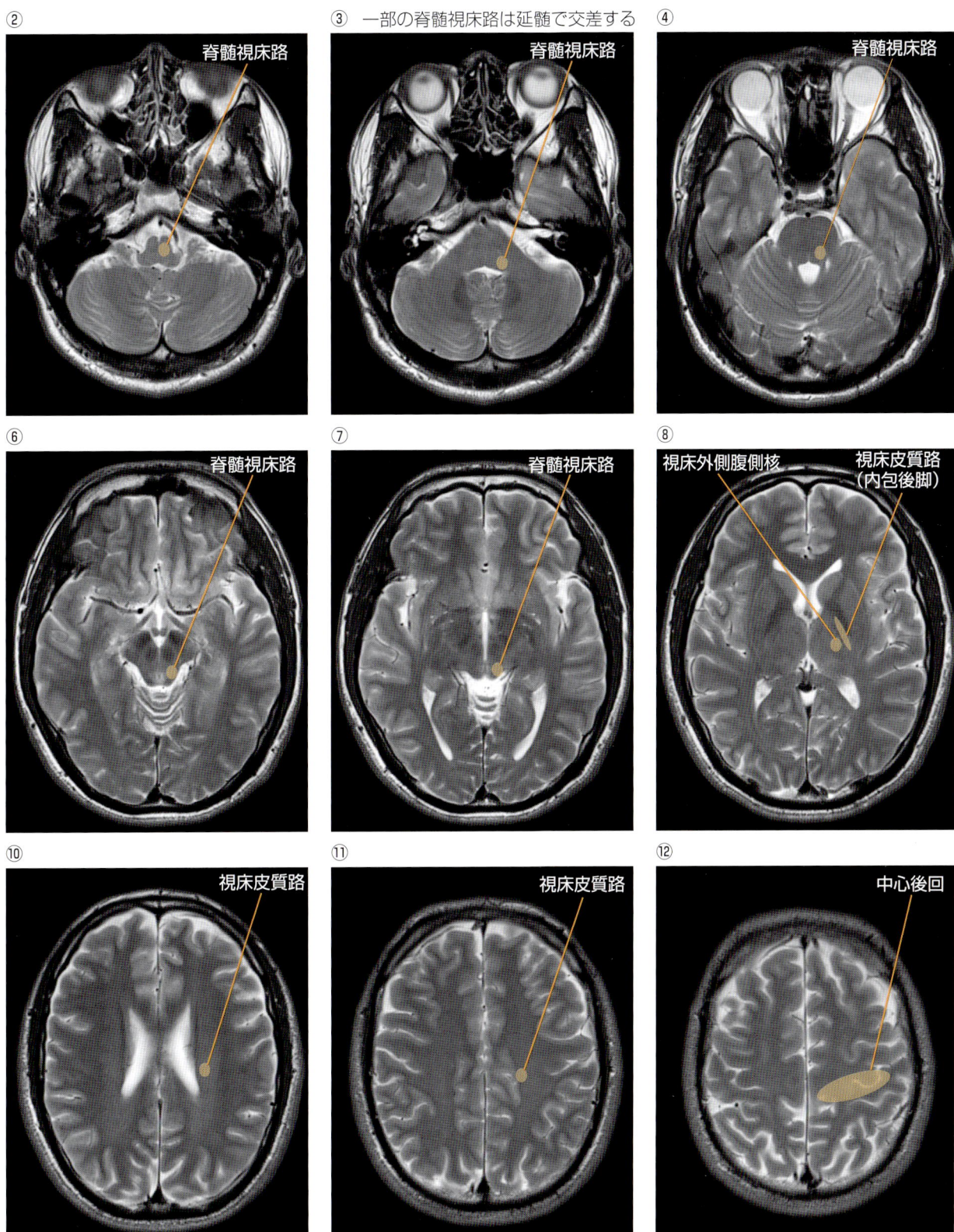

● 機能解剖

2 体性感覚　三叉神経系

●機能　三叉神経は知覚神経と運動神経に分かれる．

[知覚神経]
- 顔の皮膚感覚（第1枝：眼神経，第2枝：上顎神経，第3枝：下顎神経，イラスト参照）．
- 口の中の粘膜，鼻の中の粘膜，歯の痛みまで感じる．角膜や結膜も支配している．

①
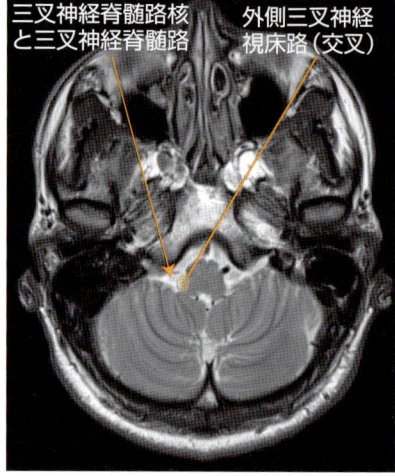
三叉神経脊髄路核と三叉神経脊髄路　外側三叉神経視床路（交叉）

⑤
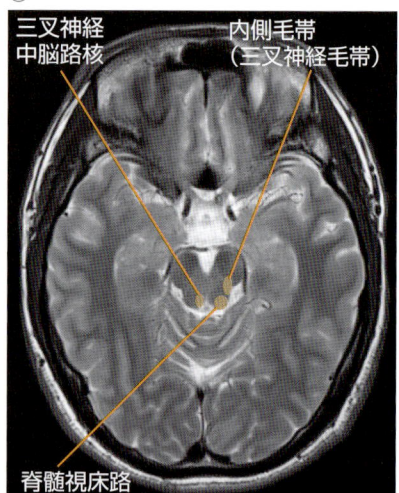
三叉神経中脳路核　内側毛帯（三叉神経毛帯）
脊髄視床路

⑨
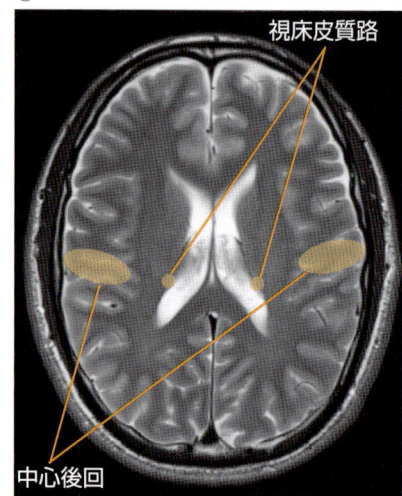
視床皮質路
中心後回

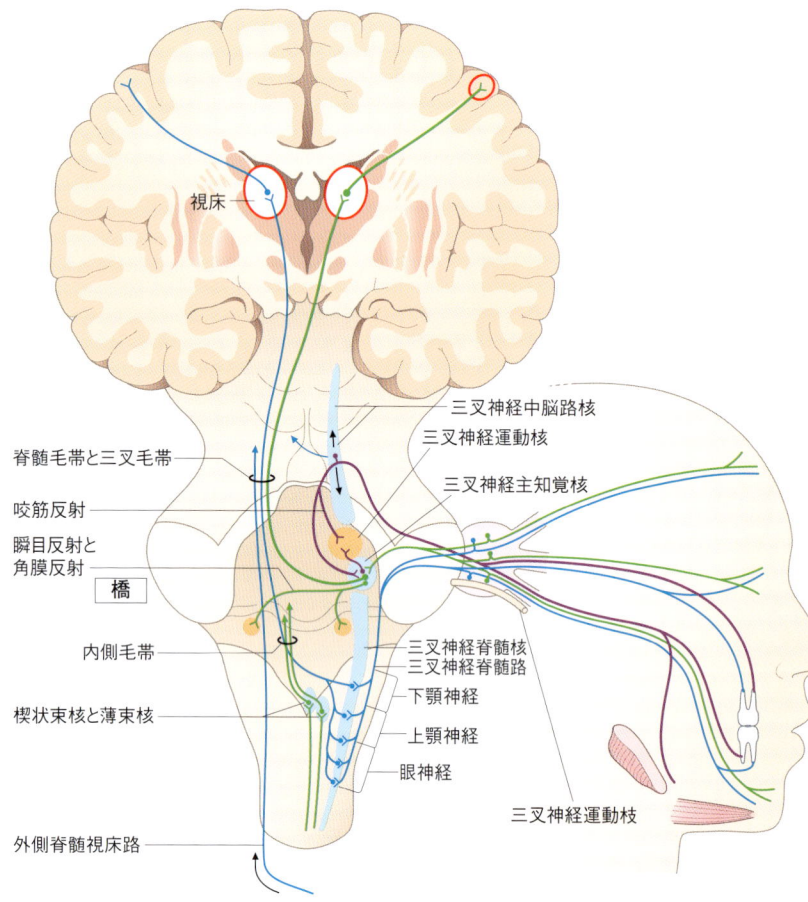

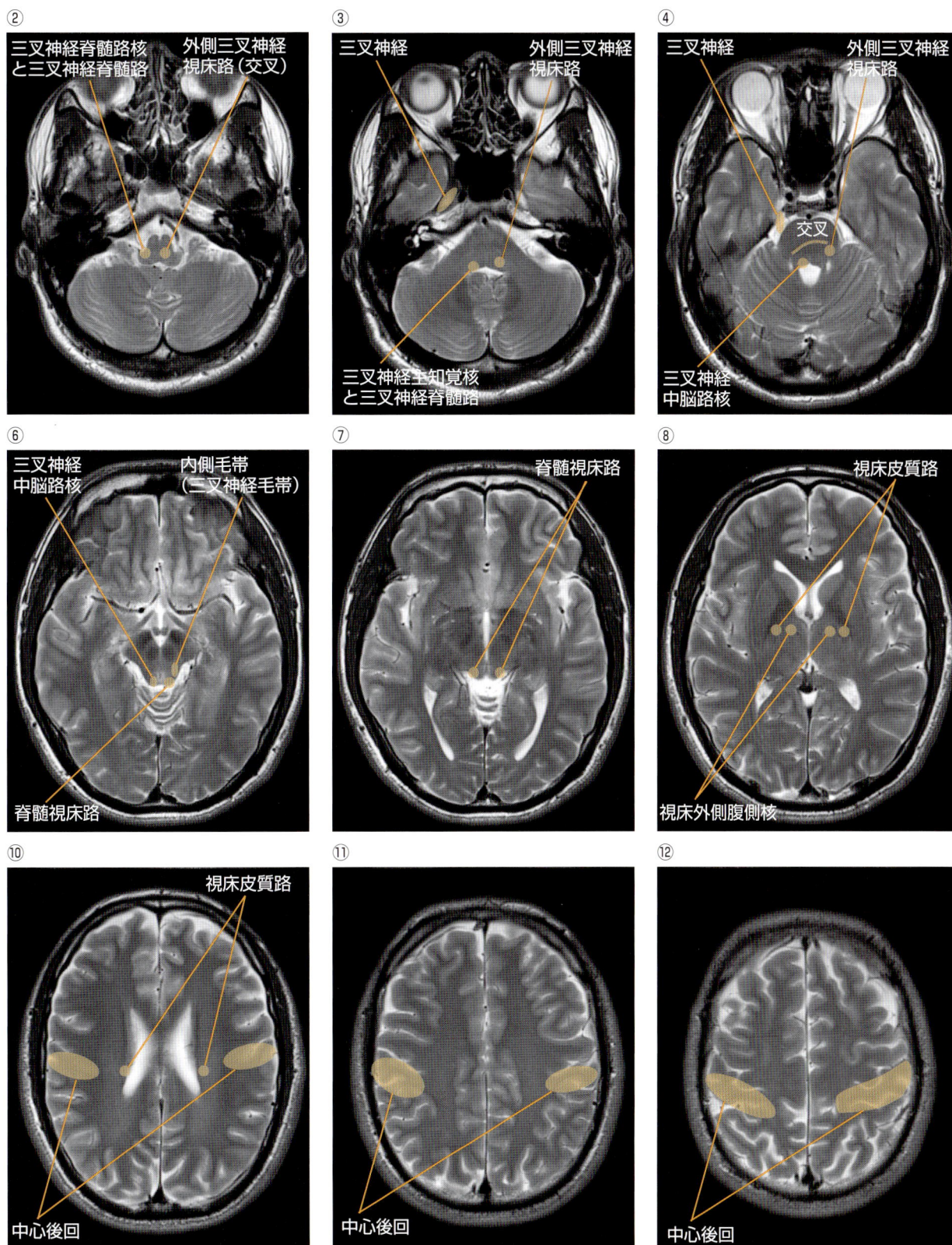

● 機能解剖

3 味覚系

● 機能　舌の部位により，主に3つの脳神経へ伝達される．
- 舌　前2/3：顔面神経（鼓索神経）
　　　後1/3：舌咽神経
- 喉頭蓋：上喉頭神経（迷走神経）

①
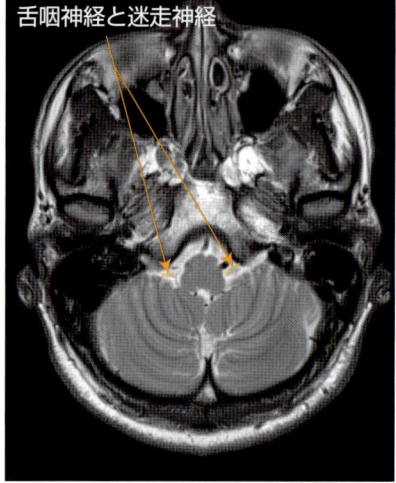
舌咽神経と迷走神経

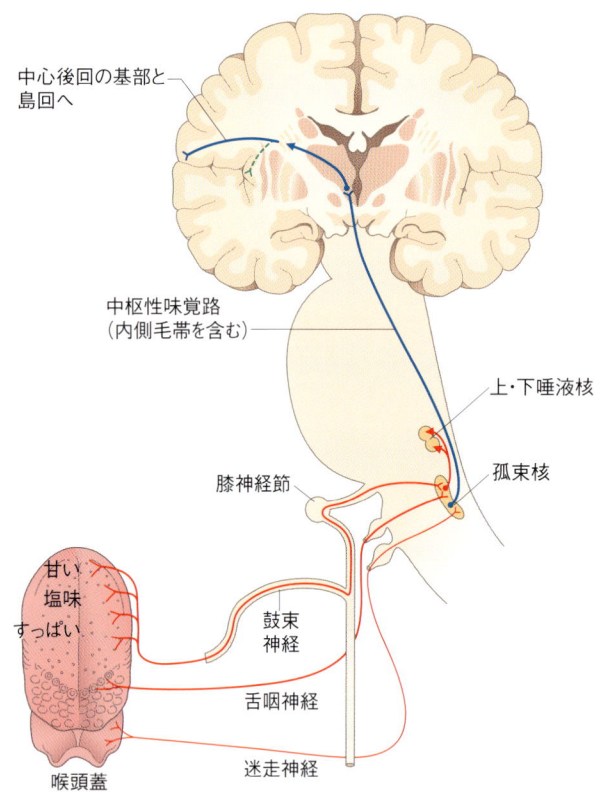

[文献1）を参考に作成]

⑤
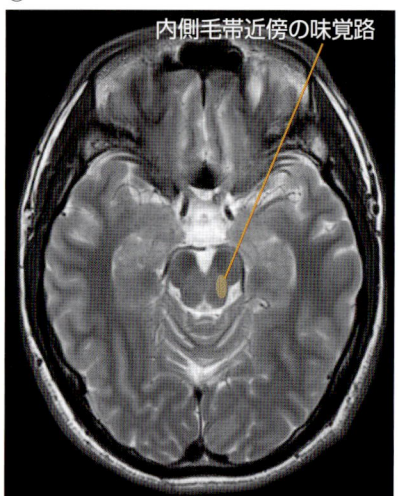
内側毛帯近傍の味覚路

⑨
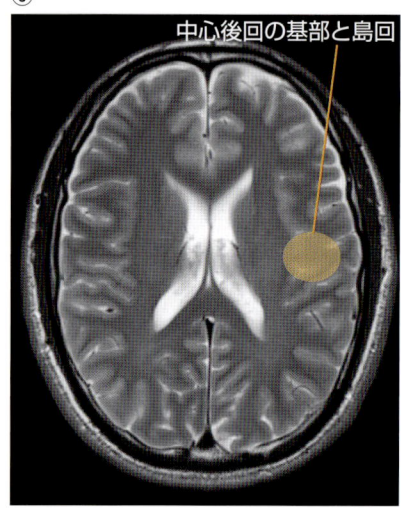
中心後回の基部と島回

② ③ 顔面神経　孤束核 ④ 外側三叉神経視床路の味覚線維

交叉

⑥ 内側毛帯近傍の味覚路　⑦ 視床後内側腹側核　⑧

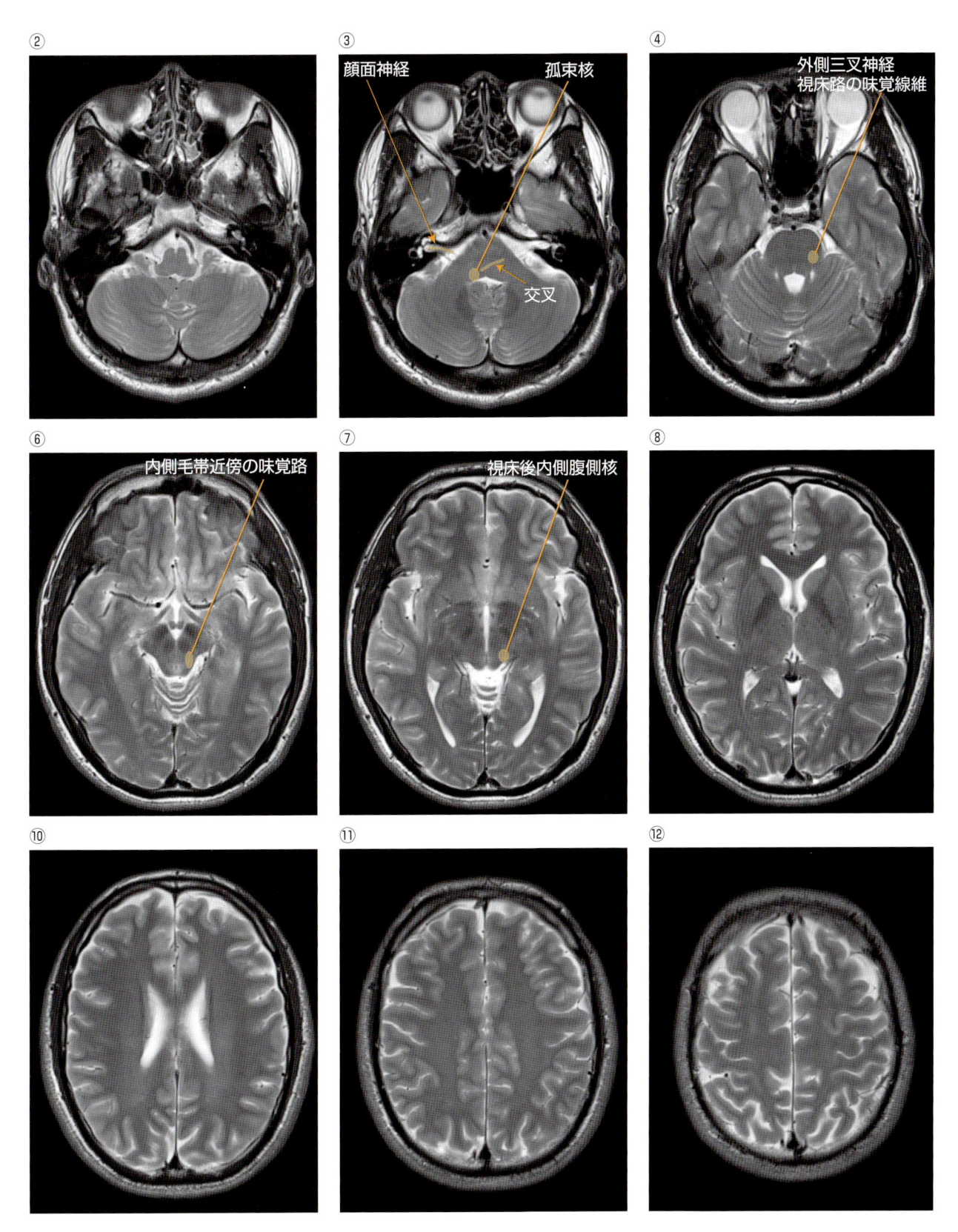

⑩　⑪　⑫

Part 2 画像解剖――機能解剖

3 味覚系 ● 35

機能解剖

4 前庭系

● **機能** 平衡感覚.

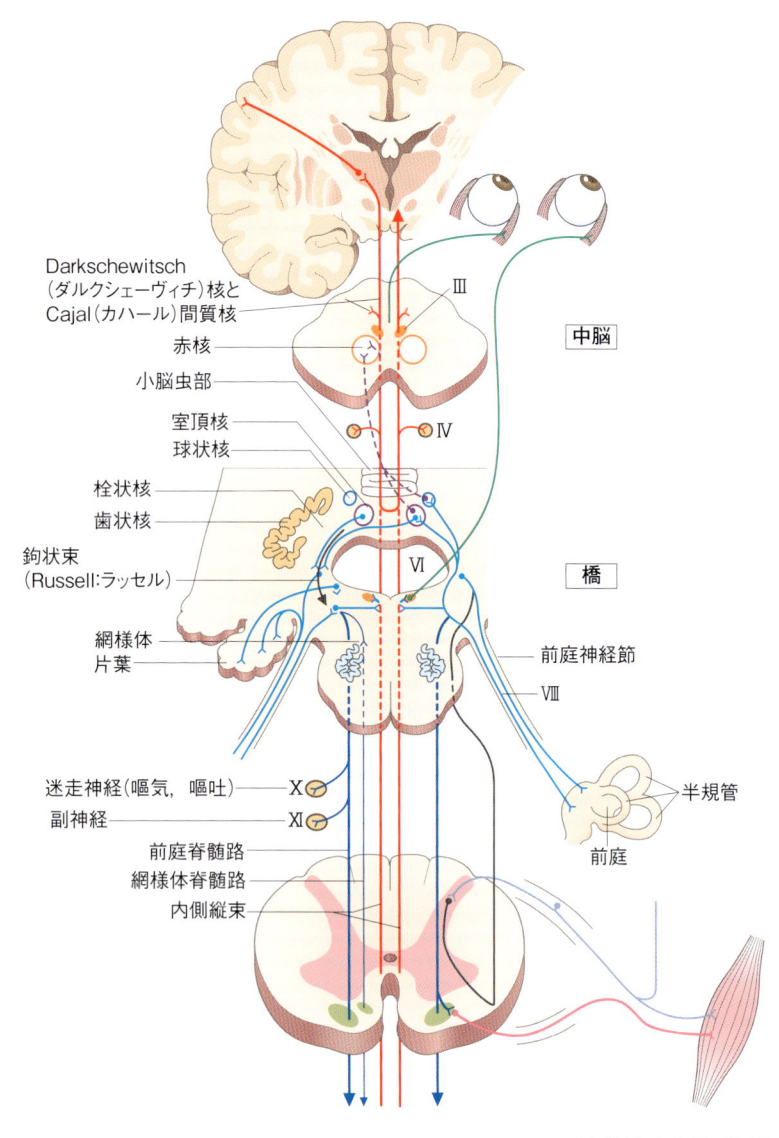

①
外側前庭脊髄路
内側前庭脊髄路

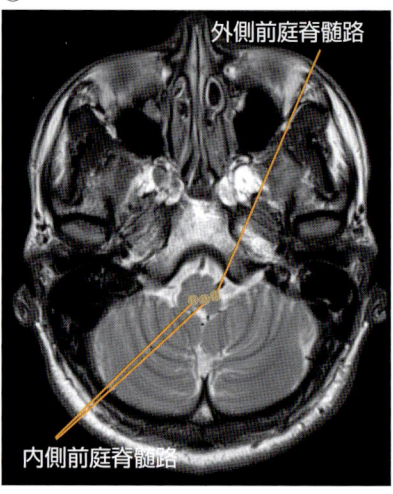

⑤
前庭視床路

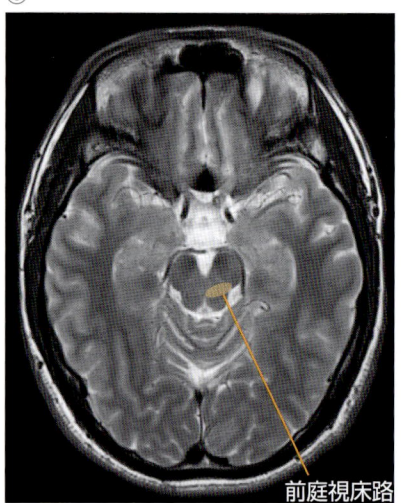

⑨
視床と頭頂葉皮質間の線維路（仮説）

Darkschewitsch（ダルクシェーヴィチ）核とCajal（カハール）間質核
赤核
小脳虫部
室頂核
球状核
栓状核
歯状核
鉤状束（Russell：ラッセル）
網様体
片葉
迷走神経（嘔気，嘔吐）
副神経
前庭脊髄路
網様体脊髄路
内側縦束

中脳
Ⅲ
Ⅳ
Ⅵ
前庭神経節
Ⅷ
半規管
前庭
Ⅹ
Ⅺ
橋

［文献1）を参考に作成］

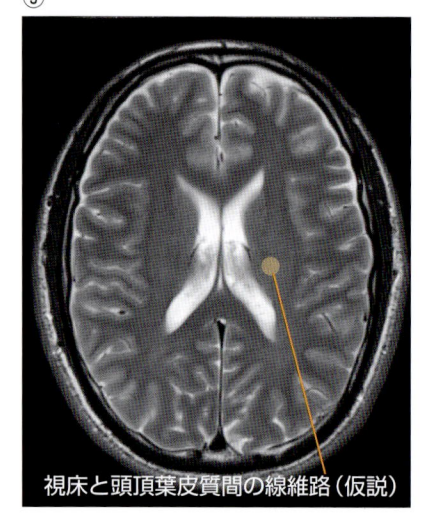

【前庭系障害の臨床症状】
● 回転性めまいと嘔気．

36 ● Part 2／画像解剖——機能解剖

② ③ ④

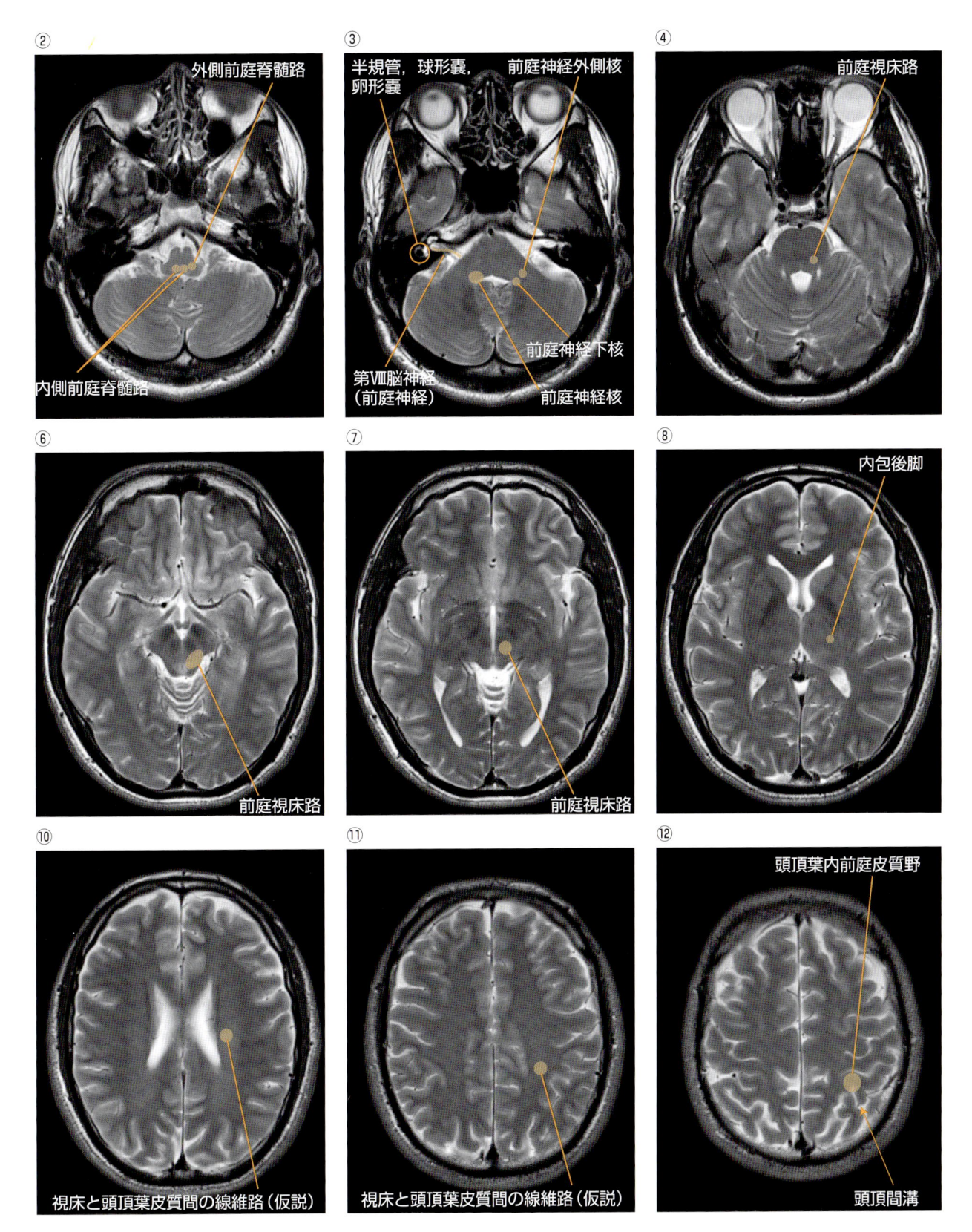

外側前庭脊髄路　　　半規管，球形嚢，　前庭神経外側核　　前庭視床路
　　　　　　　　　卵形嚢

内側前庭脊髄路　　第Ⅷ脳神経　　前庭神経下核
　　　　　　　　（前庭神経）　前庭神経核

⑥ ⑦ ⑧

内包後脚

前庭視床路　　　　　　前庭視床路

⑩ ⑪ ⑫

頭頂葉内前庭皮質野

視床と頭頂葉皮質間の線維路（仮説）　視床と頭頂葉皮質間の線維路（仮説）　頭頂間溝

4 前庭系 ● 37

● 機能解剖

5 ● 聴覚系

● **機能** 聴覚（音の種類・大きさ・音調・メロディー・言葉・文章などの判断）．

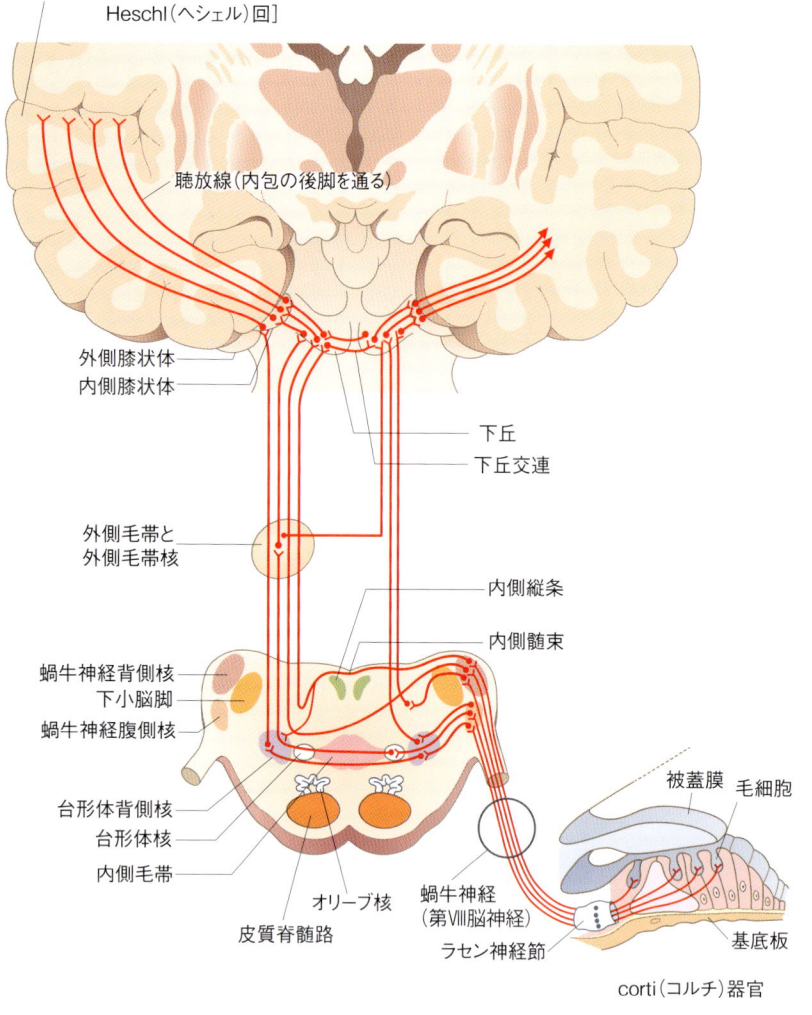

聴覚野［横側頭回，Heschl（ヘシェル）回］
聴放線（内包の後脚を通る）
外側膝状体
内側膝状体
下丘
下丘交連
外側毛帯と外側毛帯核
内側縦条
内側髄束
蝸牛神経背側核
下小脳脚
蝸牛神経腹側核
台形体背側核
台形体核
内側毛帯
オリーブ核
皮質脊髄路
蝸牛神経（第Ⅷ脳神経）
ラセン神経節
被蓋膜
毛細胞
基底板
corti（コルチ）器官

［文献 1）を参考に作成］

①

⑤ 下丘

⑨ 聴覚野（横側頭回）（Heschl回）

【聴覚系障害の臨床症状】
● 外側毛帯が一側で障害されても完全な"聾"にはならず，対側の耳の聴力低下にとどまる．
● この部分の皮質障害では感覚性失語となる．

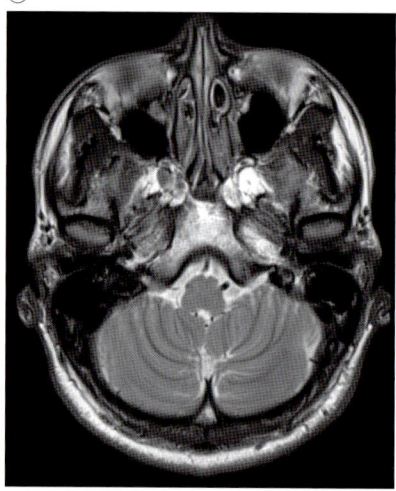

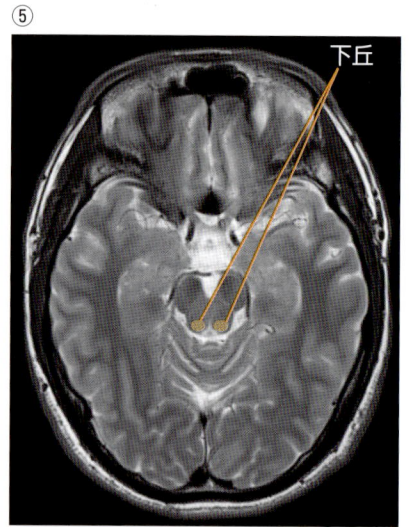

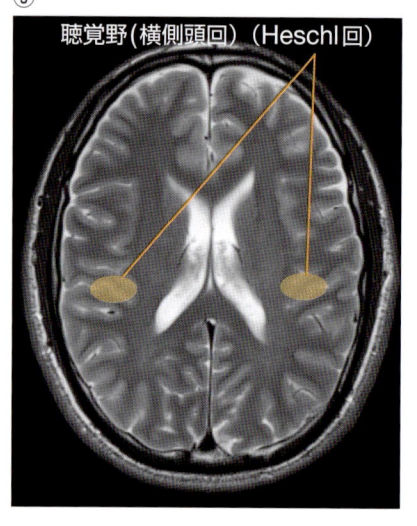

② 蝸牛神経腹側核, 背側核

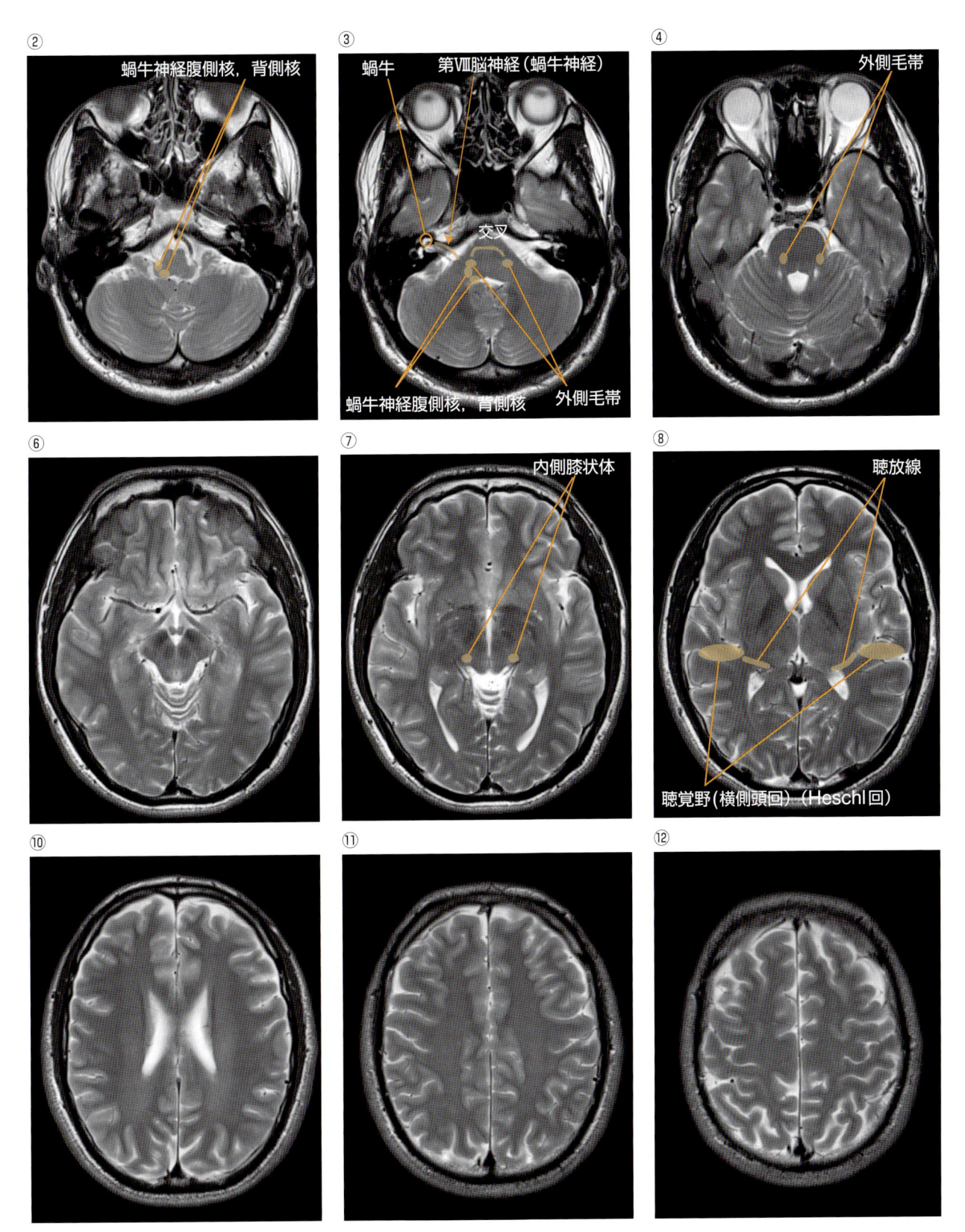

③ 蝸牛　第Ⅷ脳神経（蝸牛神経）
交叉
蝸牛神経腹側核, 背側核　外側毛帯

④ 外側毛帯

⑥

⑦ 内側膝状体

⑧ 聴放線
聴覚野（横側頭回）（Heschl回）

⑩

⑪

⑫

5 聴覚系 ● 39

● 機能解剖

6 視覚系

● **機能** 視覚．

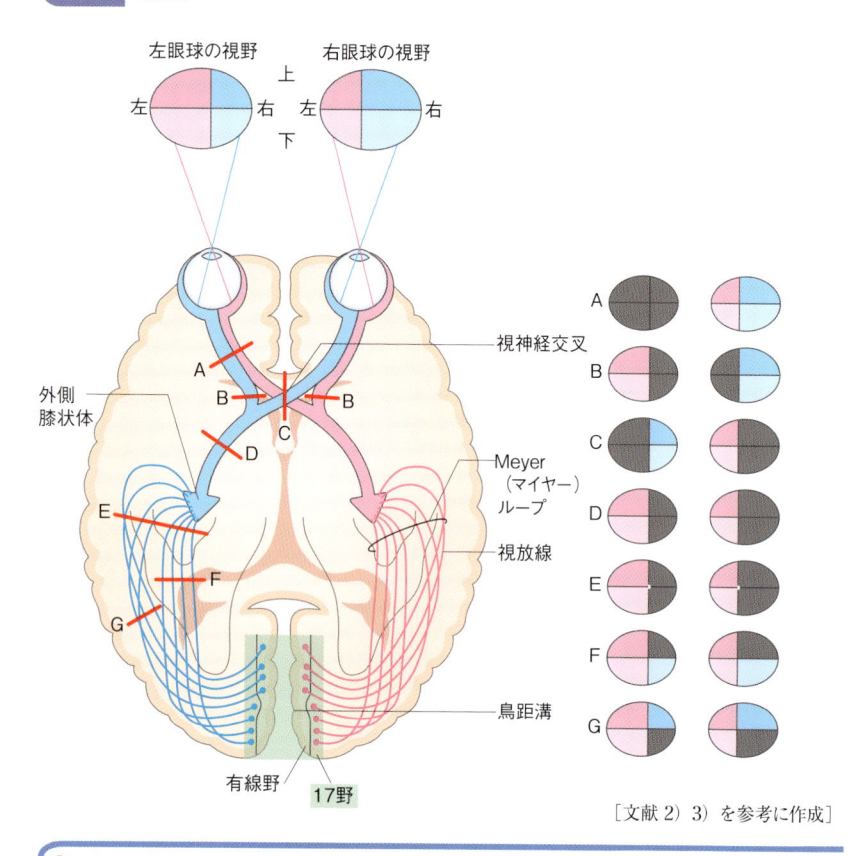

①

⑤

左眼球の視野　右眼球の視野

視神経交叉

外側膝状体

Meyer（マイヤー）ループ

視放線

鳥距溝

有線野　17野

［文献2) 3) を参考に作成］

視交叉
視索
視覚皮質

【視覚系障害の臨床症状】

イラスト中のA〜Gの障害により，下記症状となる．

A：半側の盲　　　C：両耳側半盲　　　F：上1/4半盲
B：両鼻側半盲　　D，E：同名半盲　　　G：下1/4半盲

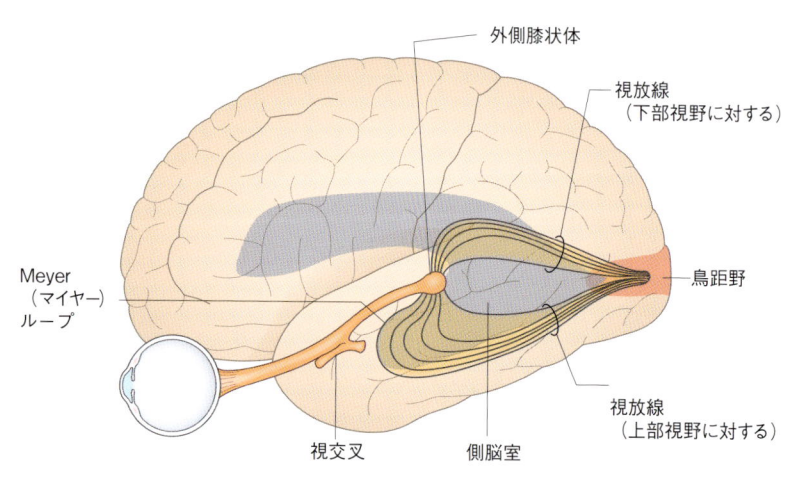

⑨

外側膝状体
視放線（下部視野に対する）
鳥距野
Meyer（マイヤー）ループ
視放線（上部視野に対する）
視交叉　側脳室

［文献1) を参考に作成］

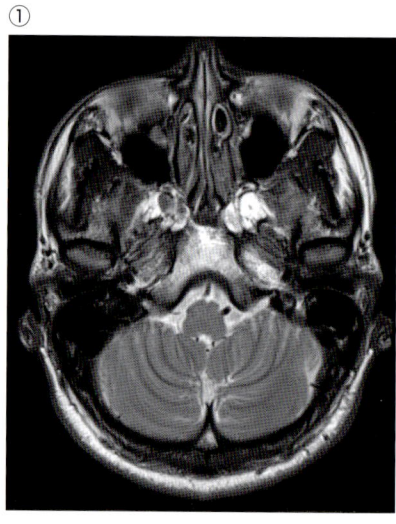

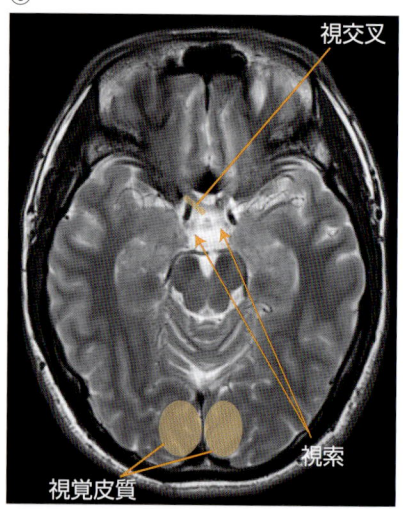

視放線　視放線
視覚皮質

40 ● Part 2／画像解剖──機能解剖

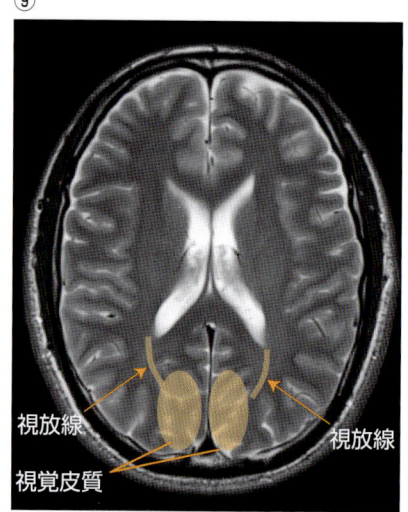

② ③ 網膜 ④ 網膜

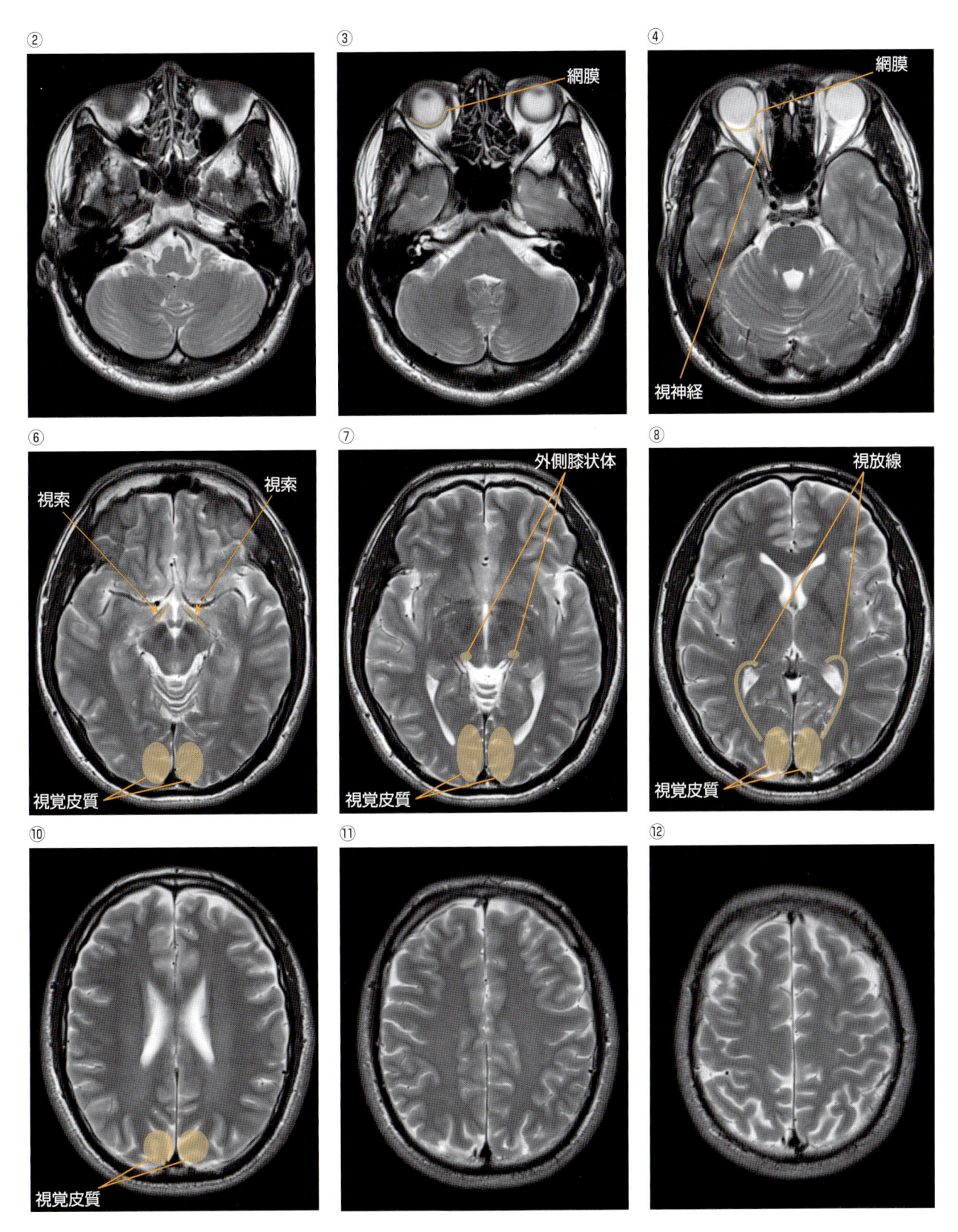

視神経

⑥ 視索 視索 ⑦ 外側膝状体 ⑧ 視放線

視覚皮質 視覚皮質 視覚皮質

⑩ ⑪ ⑫

視覚皮質

Part 2 画像解剖――機能解剖

6 視覚系 ● 41

● 機能解剖

7 嗅覚系

● **機能** 嗅覚.

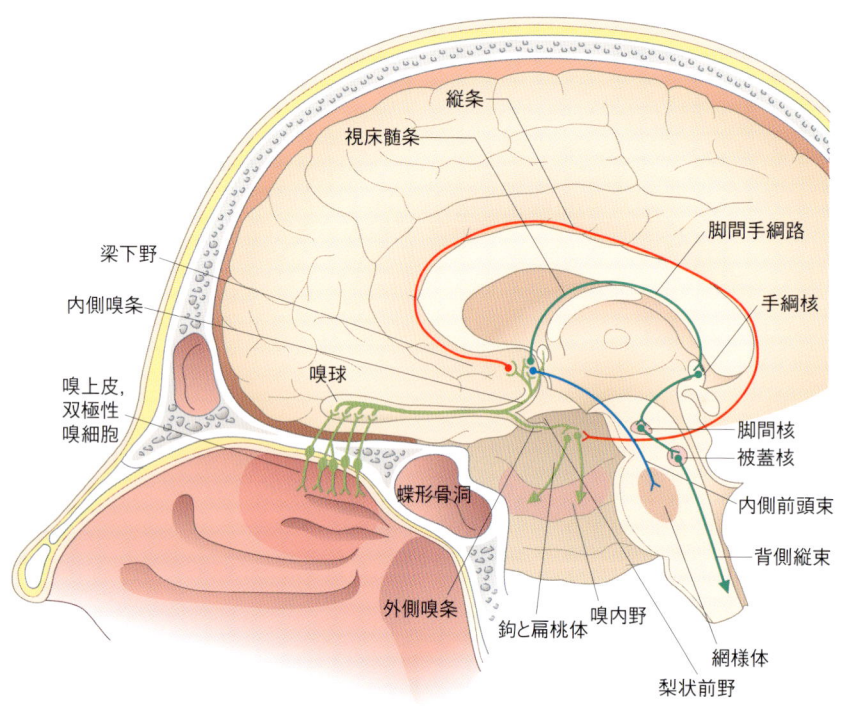

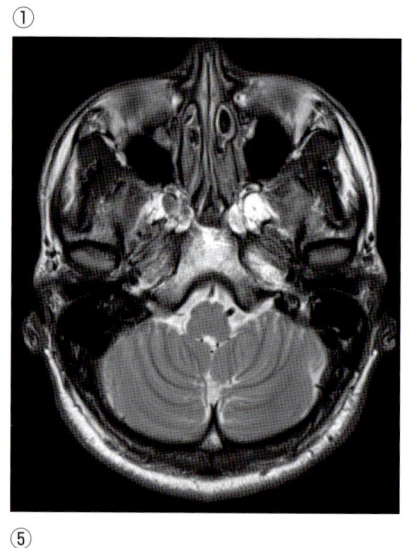

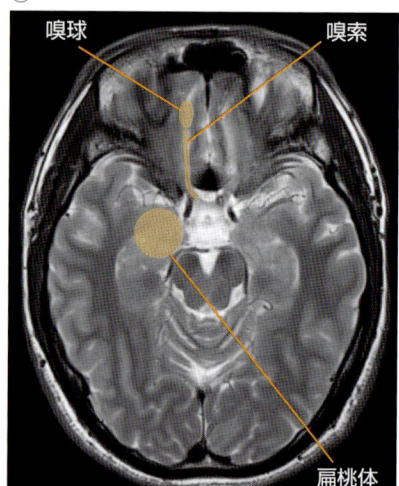

①

⑤
嗅球　　嗅索
扁桃体

図中ラベル：
縦条，視床髄条，脚間手綱路，手綱核，脚間核，被蓋核，内側前頭束，背側縦束，網様体，梨状前野，嗅内野，鉤と扁桃体，外側嗅条，蝶形骨洞，嗅球，嗅上皮・双極性嗅細胞，内側嗅条，梁下野

⑨

【嗅覚系障害の臨床症状】

- 腫瘍，特に嗅神経溝髄膜腫では，①無嗅症（anosmia），②Foster-Kennedy（フォスター・ケネディ）症候群および③進行性麻痺やピック病（Pick's disease）の時のような人格変化という3つの徴候がある．
- 側頭葉領域での病変（例えば内側底面部の腫瘍）では，不快な臭いのする発作（鉤回発作）が見られる．

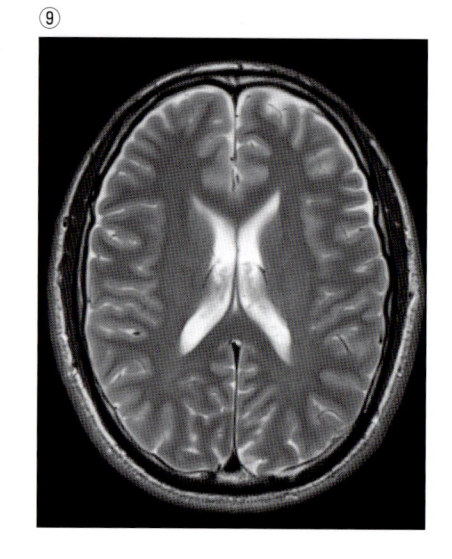

② ③ ④

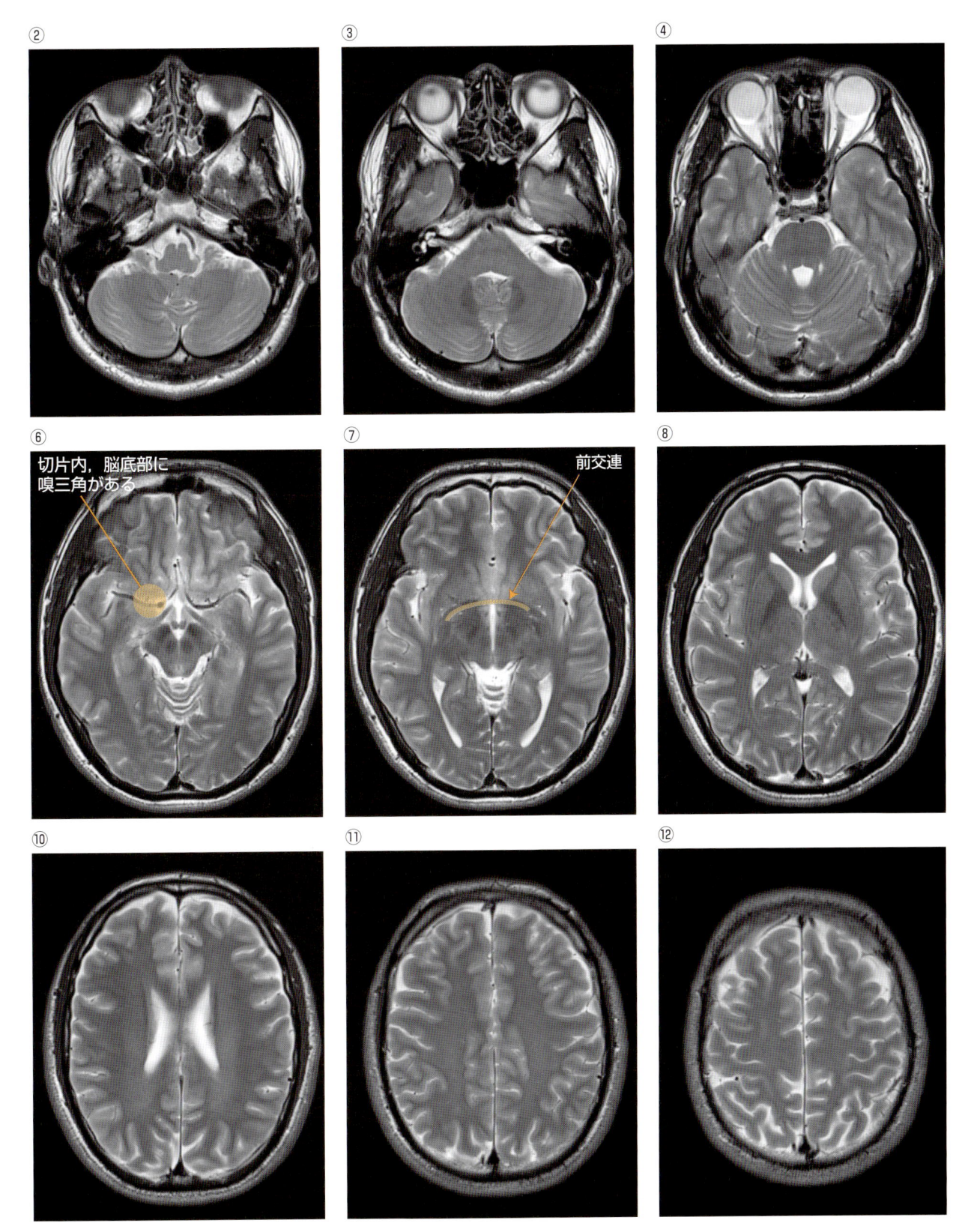

⑥ 切片内，脳底部に嗅三角がある   ⑦ 前交連   ⑧

⑩ ⑪ ⑫

7 嗅覚系 • 43

● 機能解剖

8 運動系 錐体路系

● 機能　随意運動の他，不随意運動の出力系を伴っている．

[皮質脊髄路]（いわゆる錐体路）
- 一次運動野から脊髄前角の下位運動ニューロン細胞体まで．
- 主な機能は四肢の随意的・巧緻運動の制御．また体幹の随意的姿勢維持．

[皮質核路]
- 一次運動野から橋および延髄神経核まで．
- 顔面と顎の筋，嚥下および舌の動きの制御．

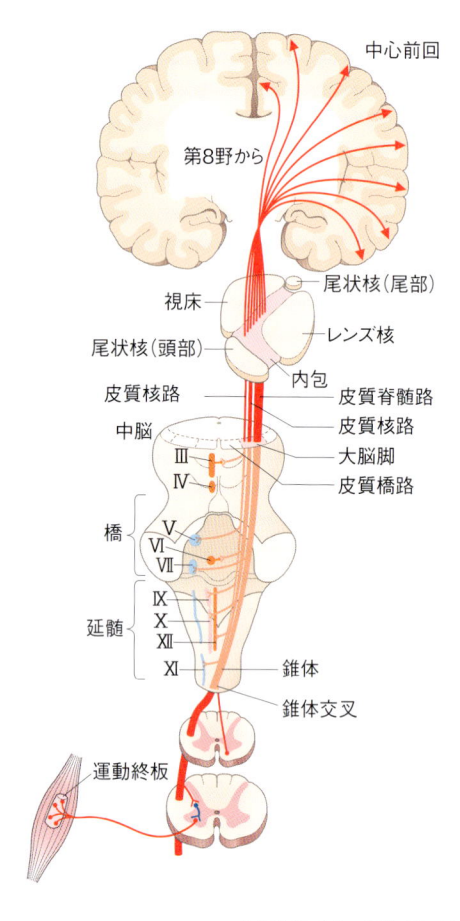

［文献1）より一部改変して転載］

【錐体路系障害の臨床症状】
- 上位運動ニューロン（一次運動野から脊髄前角・橋・延髄神経核）の障害があると，痙性，筋力低下，深部腱反射の亢進，Babinski（バビンスキー）反射（以上，皮質脊髄路の障害），球麻痺（皮質核路の障害）などが現れる．

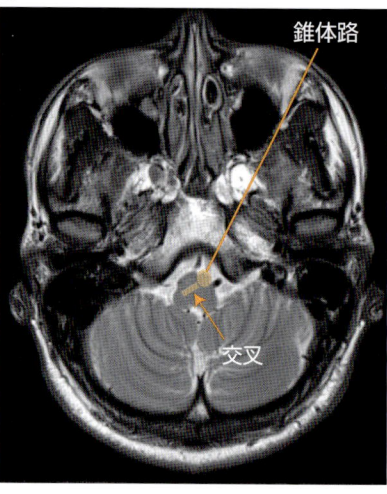

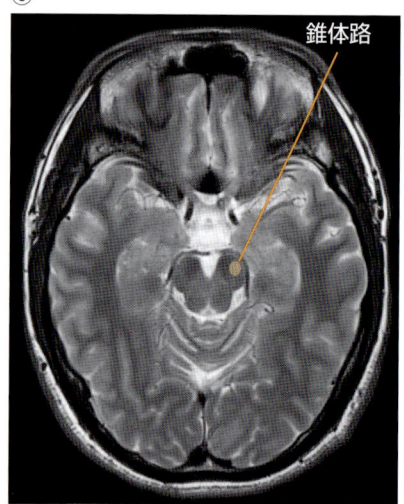

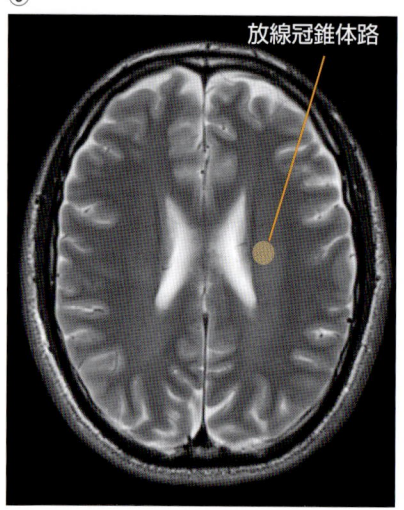

44 ● Part 2／画像解剖──機能解剖

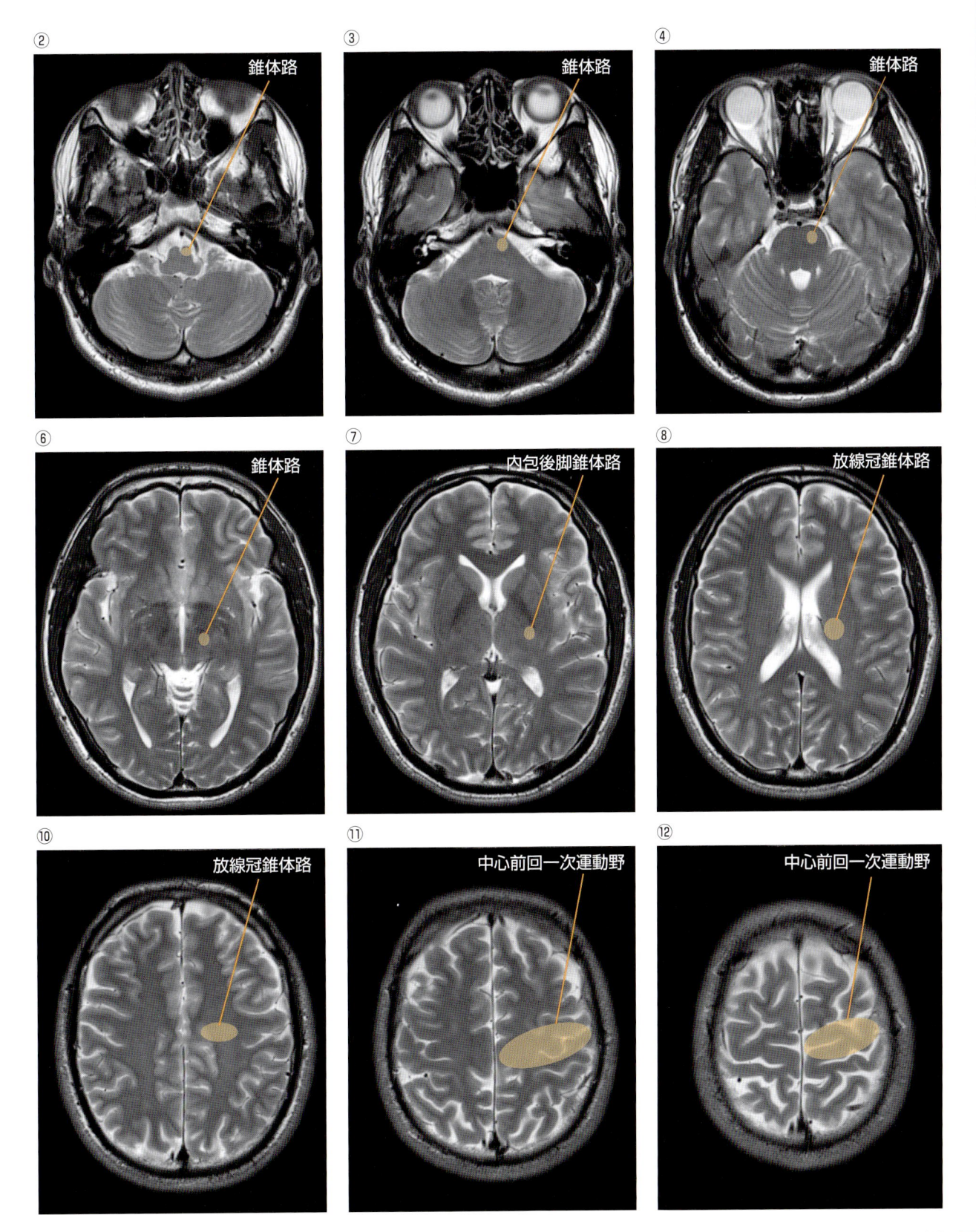

② 錐体路	③ 錐体路	④ 錐体路
⑥ 錐体路	⑦ 内包後脚錐体路	⑧ 放線冠錐体路
⑩ 放線冠錐体路	⑪ 中心前回一次運動野	⑫ 中心前回一次運動野

8 運動系 錐体路系

● 機能解剖

9 運動系　大脳基底核運動系

●機能
- 錐体外路系は個々の運動に細やかなニュアンスを付け，これが滑らかに進行するように作用．
- 錐体路系と同様，錐体外路系も介在ニューロンを介して最終的には運動性前角細胞，つまりα-細胞や小さなγ-細胞に終わっており，あるものは促進性，他のものは抑制性影響をこれらに及ぼしている．

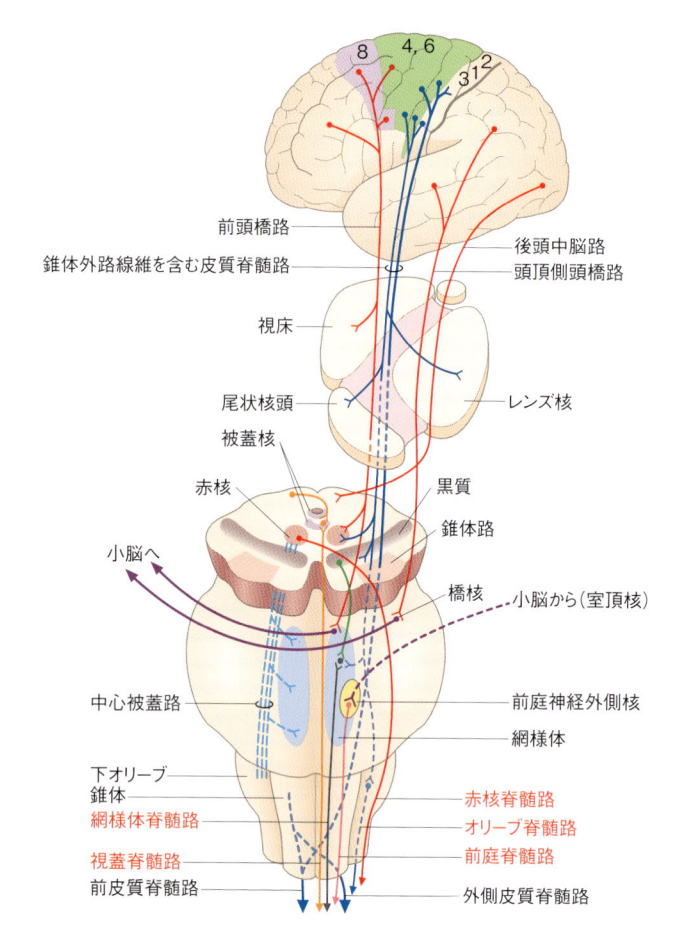

①

⑤

⑨

尾状核頭部

［文献1）より一部改変して転載］

【大脳基底核運動系障害の臨床症状】
- パーキンソン病は大脳基底核変性疾患の代表．
- ハンチントン舞踏病（Huntington's disease）やジストニアも，大脳基底核の異常による．

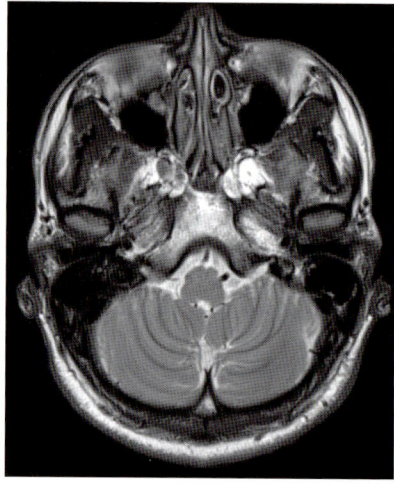

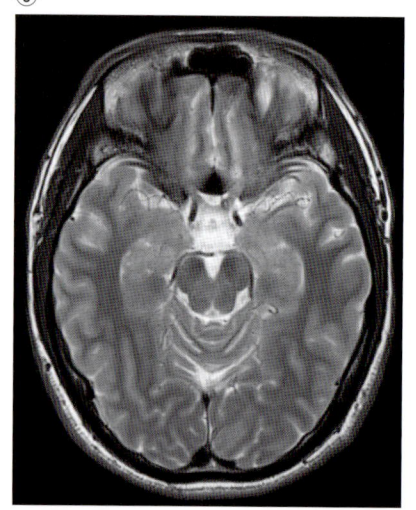

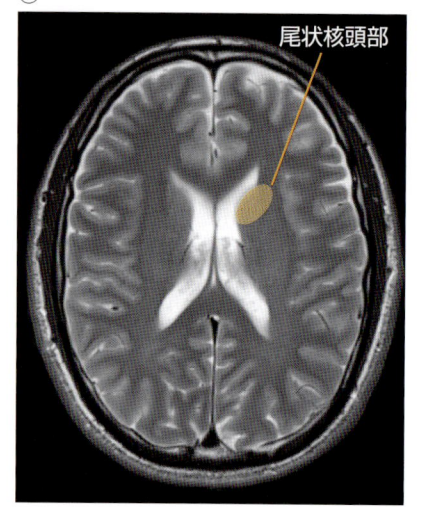

② ③ ④

⑥ 黒質　　　⑦ 視床下核　大脳基底核底部　　⑧ 尾状核頭部

　　赤核　　　　赤核　　黒質　　　淡蒼球　視床外側腹側核　被殻

⑩ 尾状核体部　⑪　⑫

9 運動系　大脳基底核運動系

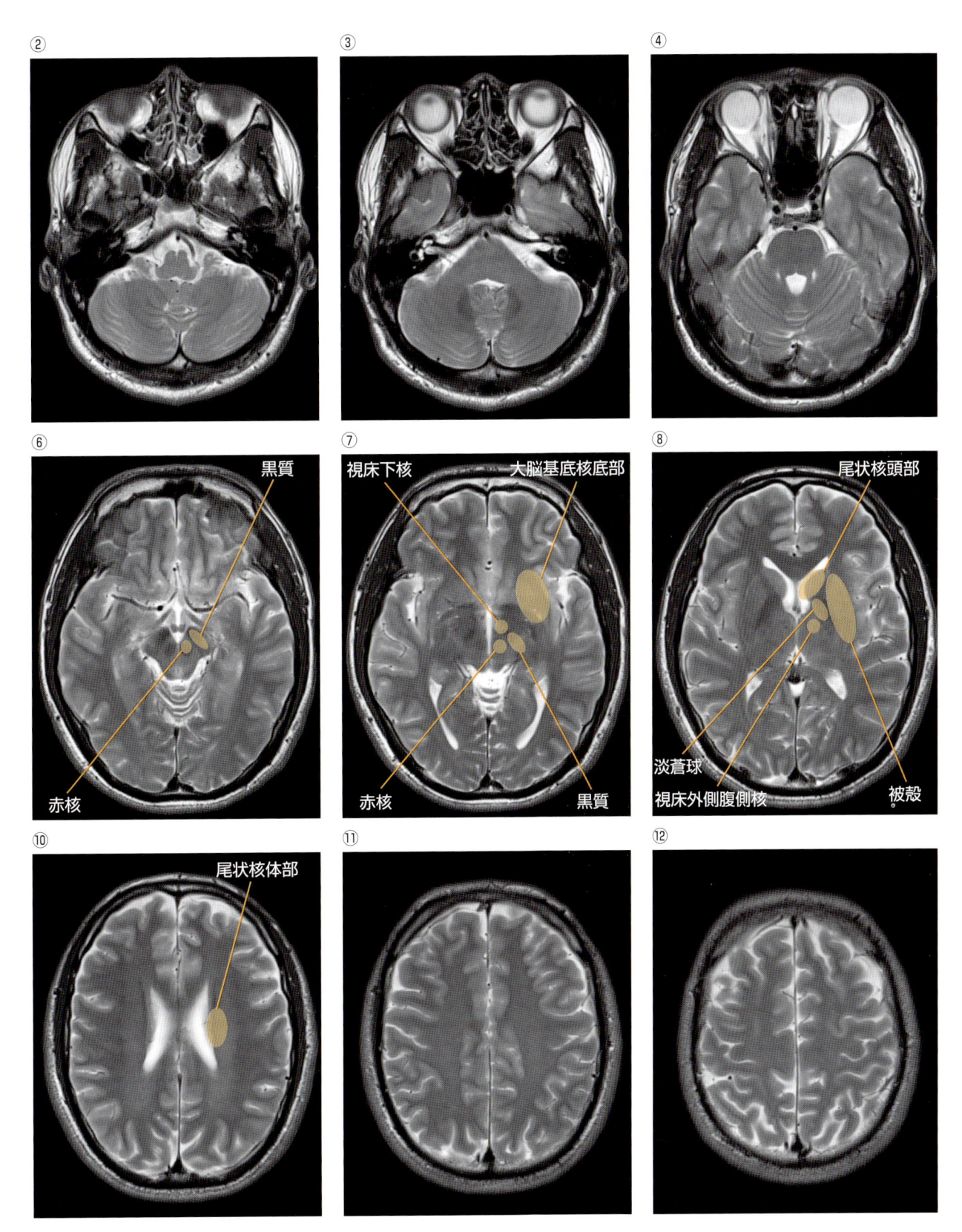

機能解剖

10 運動系　眼球運動系

● 機能　[外眼筋の支配神経]

- 上直筋，下直筋，下斜筋，内直筋は動眼神経支配．
- 外直筋は外転神経支配．
- 上斜筋は滑車神経支配．
- 動眼神経は眼瞼挙筋も支配している．
- 動眼神経核は中脳上丘，滑車神経は中脳下丘，外転神経核は橋被蓋にある．
- 内側縦束（MLF）は眼球運動核の密接な連絡の統合を行っている．

[眼球の共同運動]

- **側方注視中枢，PPRF（傍正中橋網様体）**
- 大脳の前頭葉：前頭眼野[第8夜野] ⇒ 半卵円中心（脳梁）
  ⇒ 脳幹上部で交差 ⇒ 橋の被蓋
  ⇒ 外転神経核：
  ①同側の外転神経：PPRFと同側の外直筋を支配
  ②すぐ交差
  　⇒MLFを形成し，脳幹の正中部を上行
  　⇒中脳：動眼神経核の腹側
  　⇒対側の外転神経：PPRFと対側の内直筋を支配
- **垂直注視中枢，中脳の動眼神経核近傍**
- 上方注視　上丘前縁が関与

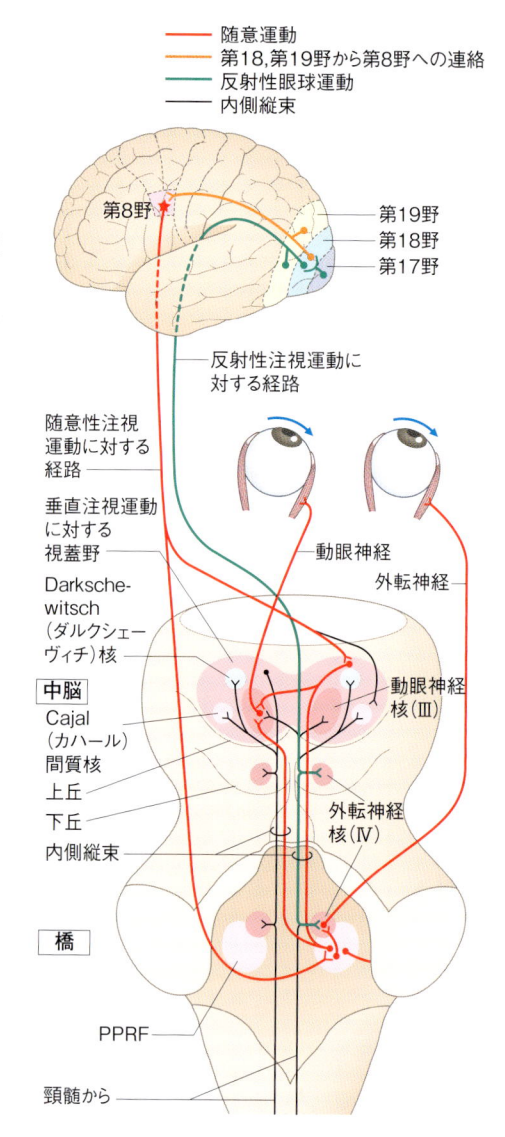

凡例：
- 随意運動
- 第18, 第19野から第8野への連絡
- 反射性眼球運動
- 内側縦束

第8野／第19野／第18野／第17野

反射性注視運動に対する経路
随意性注視運動に対する経路
垂直注視運動に対する視蓋野
Darkschewitsch（ダルクシェーヴィチ）核
中脳
Cajal（カハール）間質核
上丘
下丘
内側縦束
橋
動眼神経
外転神経
動眼神経核（Ⅲ）
外転神経核（Ⅳ）
PPRF
頸髄から

［文献1）を参考に作成］

【眼球運動系障害の臨床症状】

- **動眼神経の全線維が障害**
  外転神経支配の外直筋と滑車神経（第Ⅳ脳神経）支配の上斜筋以外のすべての外眼筋麻痺．
- **外転神経が障害**
  内斜視が生じる．
- **PPRFは同側に眼球を向けるので，その障害されると逆方向への共同偏視**
- **核間性眼筋麻痺またはMLF症候群**
  側方の注視で内転障害と外転眼に眼振．

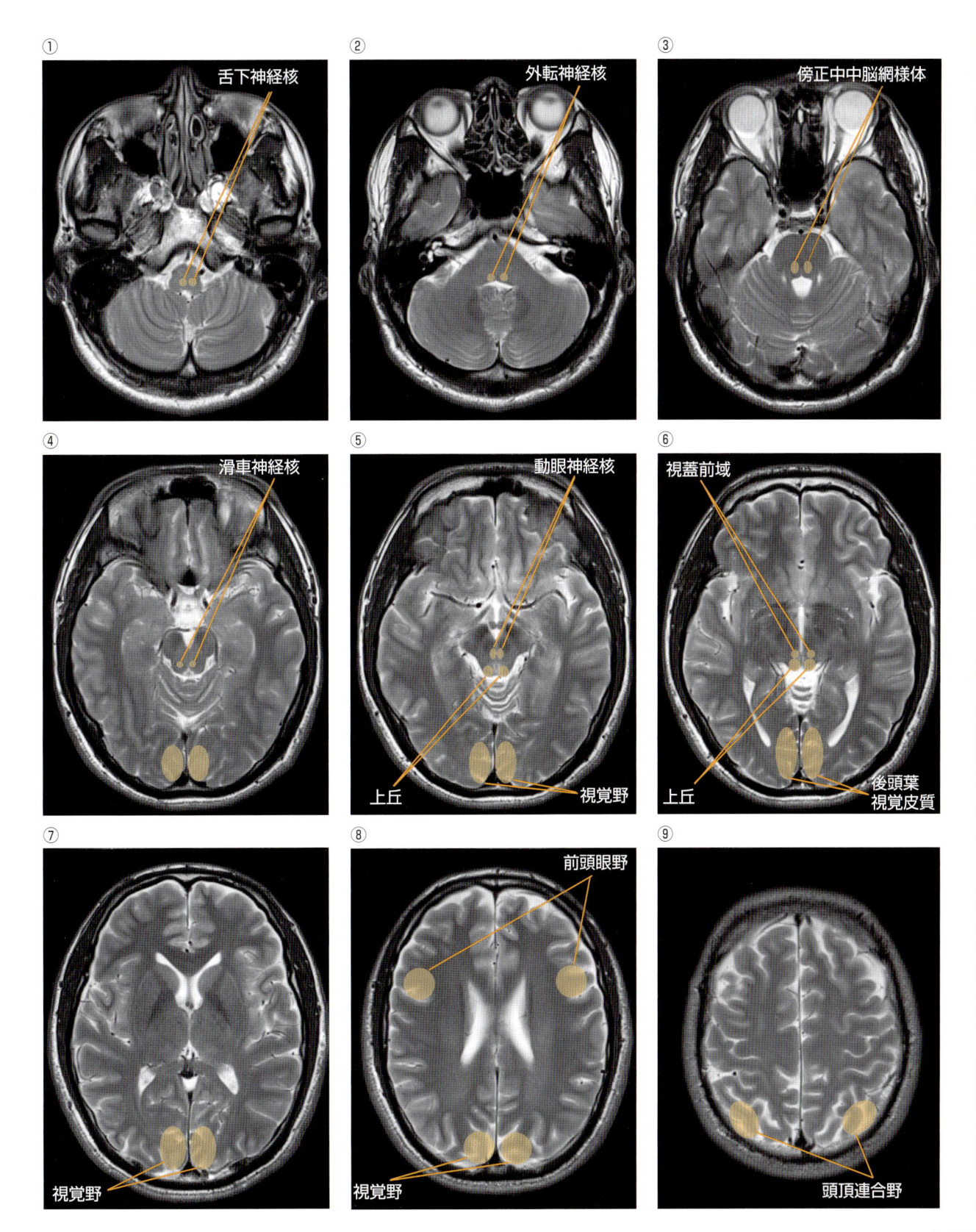

① 舌下神経核
② 外転神経核
③ 傍正中中脳網様体
④ 滑車神経核
⑤ 動眼神経核　上丘　視覚野
⑥ 視蓋前域　上丘　後頭葉視覚皮質
⑦ 視覚野
⑧ 前頭眼野　視覚野
⑨ 頭頂連合野

10　運動系　眼球運動系

● 機能解剖

11 網様体系

● 機能
- 網様体は主に迷走神経を介して呼吸・心拍数・血圧を調節する中枢.
- 生命維持の中枢.
- 視床を介して覚醒と睡眠の調節.

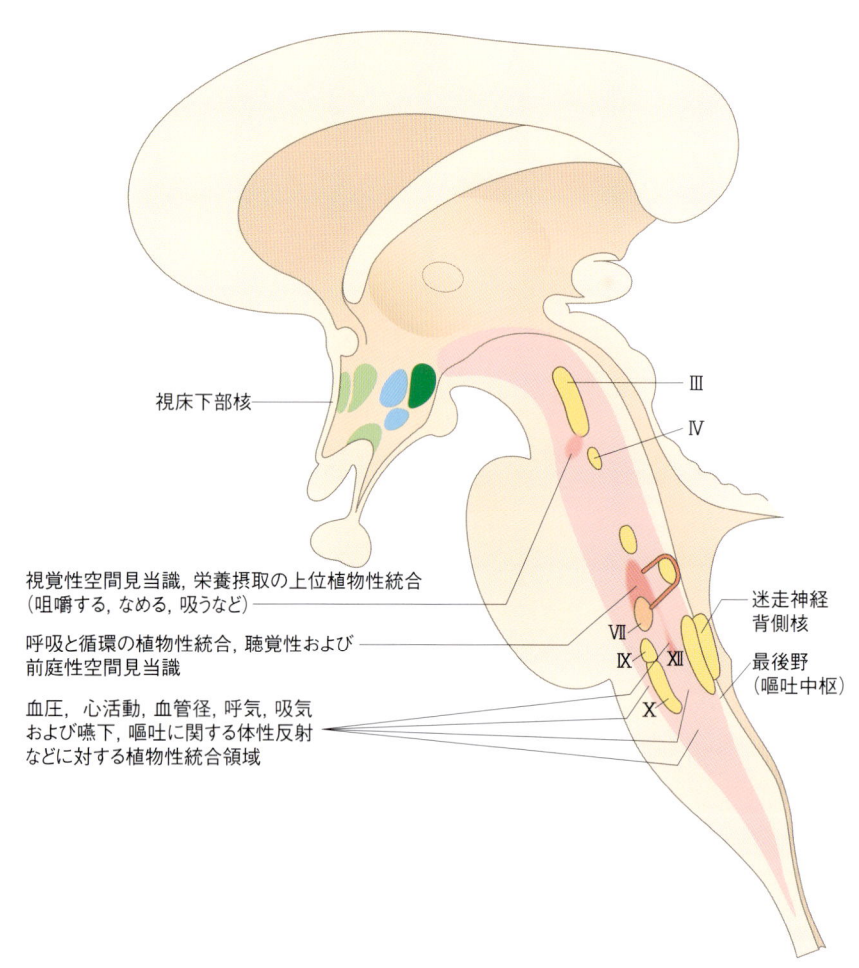

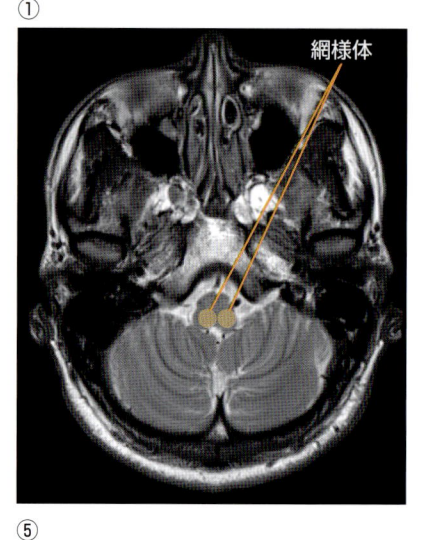

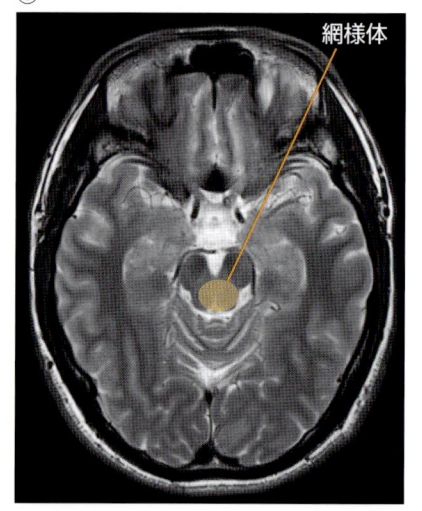

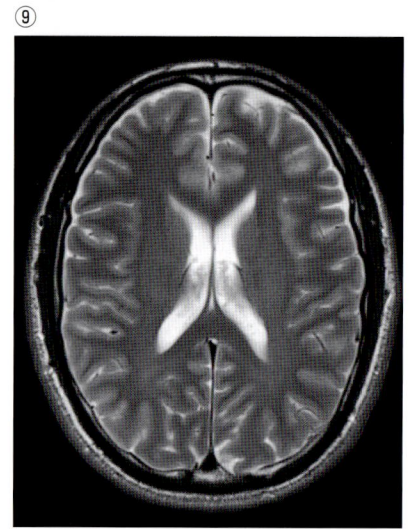

①

網様体

⑤

網様体

⑨

視床下部核

視覚性空間見当識，栄養摂取の上位植物性統合（咀嚼する，なめる，吸うなど）

呼吸と循環の植物性統合，聴覚性および前庭性空間見当識

血圧，心活動，血管径，呼気，吸気および嚥下，嘔吐に関する体性反射などに対する植物性統合領域

Ⅲ
Ⅳ
Ⅶ
Ⅸ
Ⅻ
Ⅹ

迷走神経背側核

最後野（嘔吐中枢）

［文献 1) より一部改変して転載］

50 ● Part 2／画像解剖——機能解剖

② 網様体　③ 網様体　④ 網様体

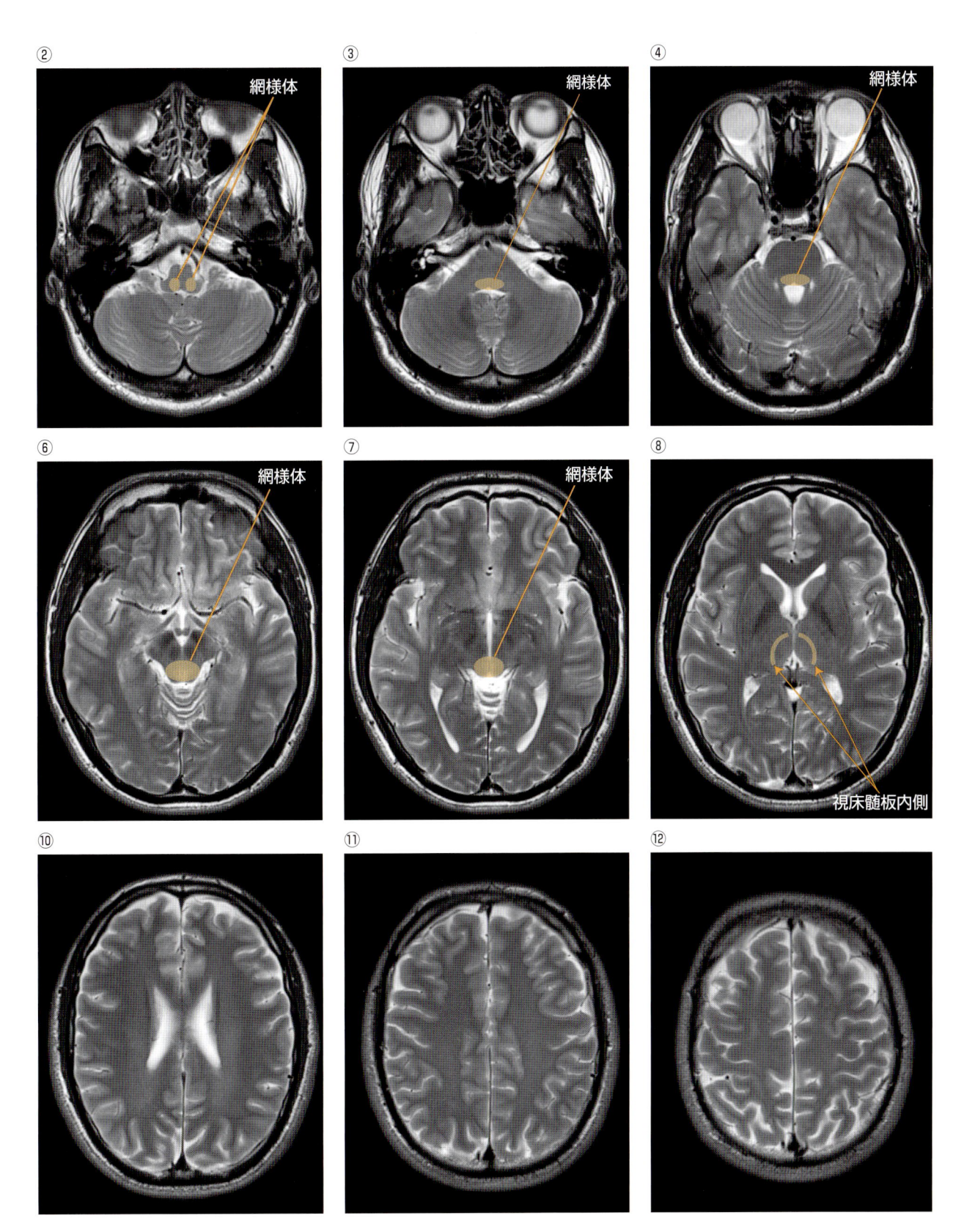

⑥ 網様体　⑦ 網様体　⑧ 視床髄板内側

⑩　⑪　⑫

11 網様体系 • 51

● 機能解剖

12 小脳系

● 機能　小脳系は人体すべての受容器から求心性経路を受けている．

[求心路]
- 筋，腱の伸展受容器からの位置，姿勢，運動情報は，旧小脳に入る．
- 下半身の固有知覚→上，下小脳脚→旧小脳．
- 上半身の固有知覚→下小脳脚→旧小脳．
- 下小脳脚は前庭神経路の求心路でもある．
- 大脳皮質→橋核→中小脳脚→小脳皮質．

[遠心路]
- 歯状核などの小脳核→上小脳脚．

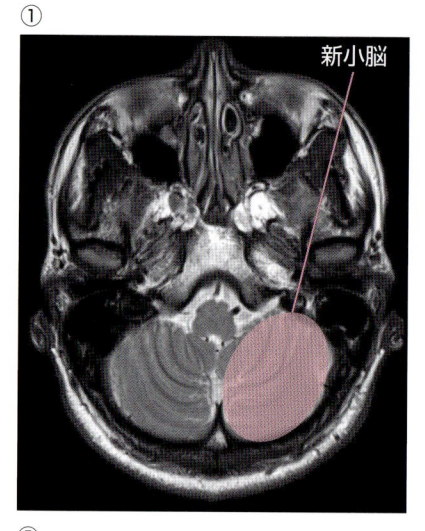

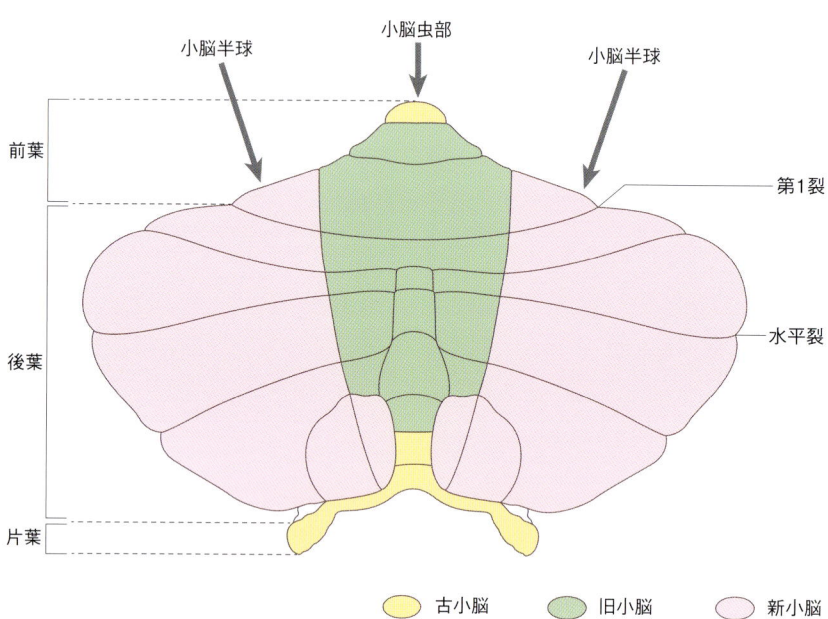

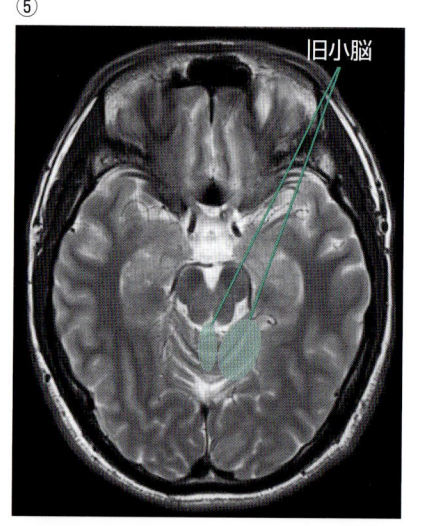

①
新小脳

⑤
旧小脳

⑨

小脳半球　小脳虫部　小脳半球
前葉
後葉
片葉
第1裂
水平裂

古小脳　旧小脳　新小脳

【小脳半球の障害】
- 病巣と同側の上下肢に運動失調，筋トーヌスの低下，跳ね返り現象，指ー指試験や指ー鼻試験における誤示，拮抗運動障害，運動測定障害，共同運動障害，指先の巧緻運動障害，企図振戦や小脳性言語（断続性，爆発性）

【小脳虫部や小脳底部（片葉小節葉）の障害】
- 体幹失調（起立・座位・歩行時の不安定）

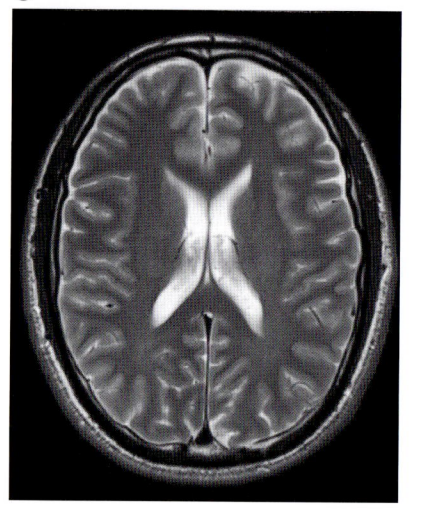

② 旧小脳　古小脳

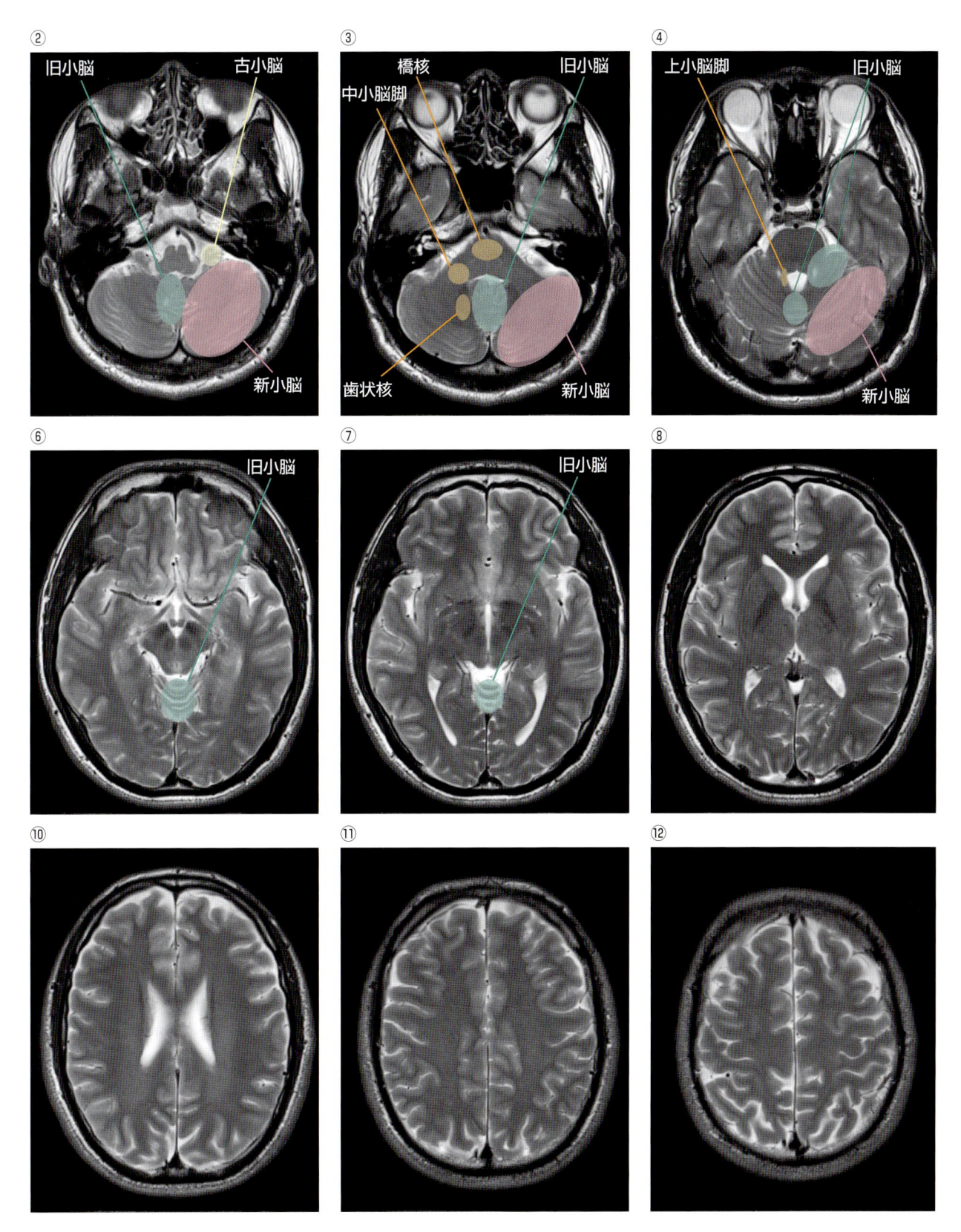

③ 橋核　旧小脳
中小脳脚
歯状核　新小脳

④ 上小脳脚　旧小脳
新小脳

⑥ 旧小脳

⑦ 旧小脳

⑧

⑩

⑪

⑫

Part 2 画像解剖——機能解剖

12 小脳系 ● 53

● 機能解剖

13 ● 言語野

●**機能** 言語野は感覚性言語野［Wernicke（ウェルニッケ）］と運動性言語野［Brokca（ブローカ）］に分かれる．

- 通常は優位半球（右利きなら左大脳半球であることが多い）支配．
- 言語野はいずれも，関連する新皮質一次野に隣接している．

[感覚性言語野]
- 聴覚［Heschl（ヘシェル）回］，視覚（有線野），体性感覚（中心後回）に囲まれている（＝Heschl回と角回の間と角回）．

[運動性言語野]
- 一次運動野の吻側の前頭葉内（前頭葉弁蓋の下前頭回）にある．
- 言葉を話すためには，運動性皮質ことにブローカ野における一次性運動性皮質と中心前回における顔面領域が必要．

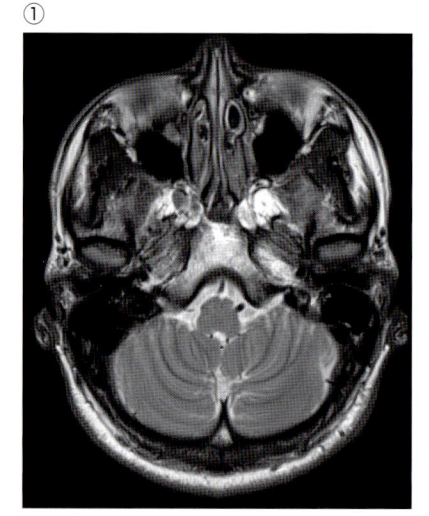

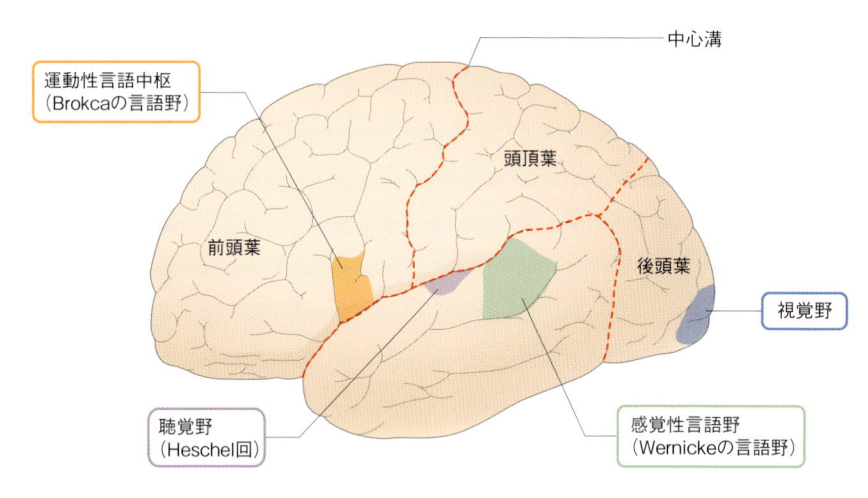

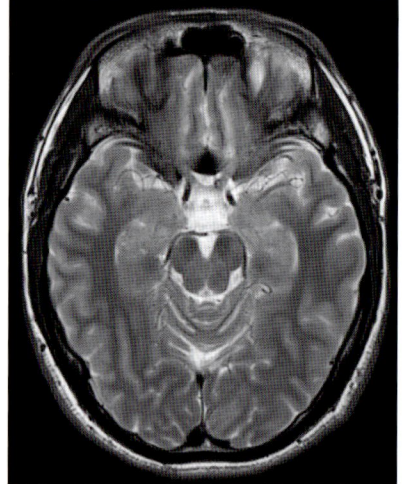

①

⑤

⑨ 運動性言語野

感覚性言語野

【言語野障害の臨床症状】
- 感覚性失語
 言葉や名前や文章を理解する能力が障害される．流暢性失語．
 言葉は聞こえてはいるがその意味が理解されていない．
- 運動性失語
 他人の話すことは理解できるが，自分の思っていることを言語に表現できない状態．非流暢性失語．

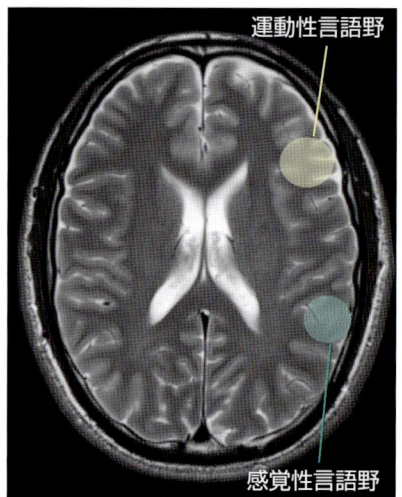

② ③ ④

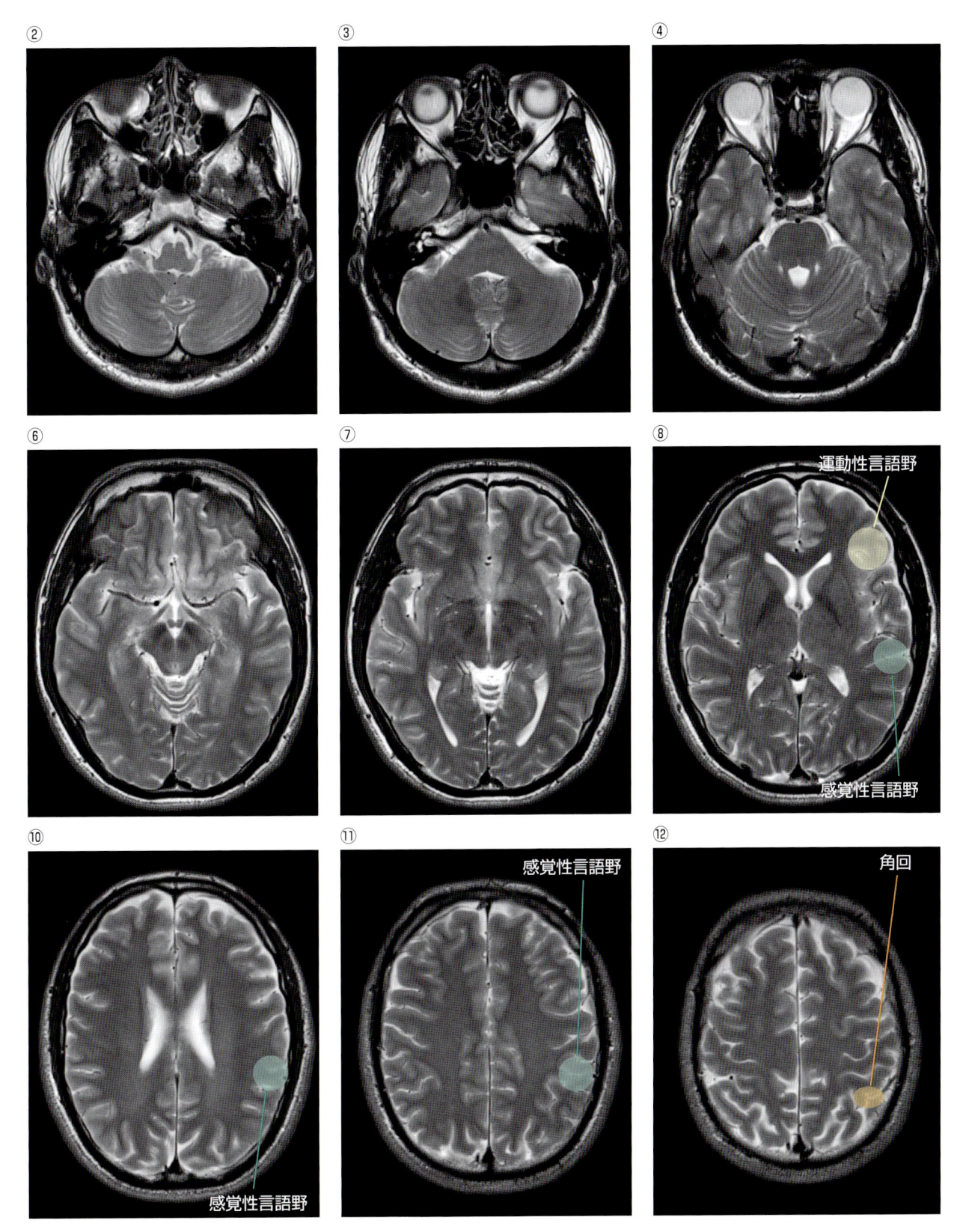

⑥ ⑦ ⑧ 運動性言語野

感覚性言語野

⑩ ⑪ 感覚性言語野 ⑫ 角回

感覚性言語野

13 言語野 ● 55

● 機能解剖

14 辺縁系

● 機能
- おおまかな四肢全体の運動で，本能行動の発現に関与．
- 嗅覚をはじめ，食欲，性欲などの本能形成に関与している感覚の形成．
- 自律機能の高位中枢である視床下部への高次の統合．
- 広範な身体表出を伴う複雑な情動行動への関与（摂食行動と性行動）．
- 記憶保持と想起に関与．

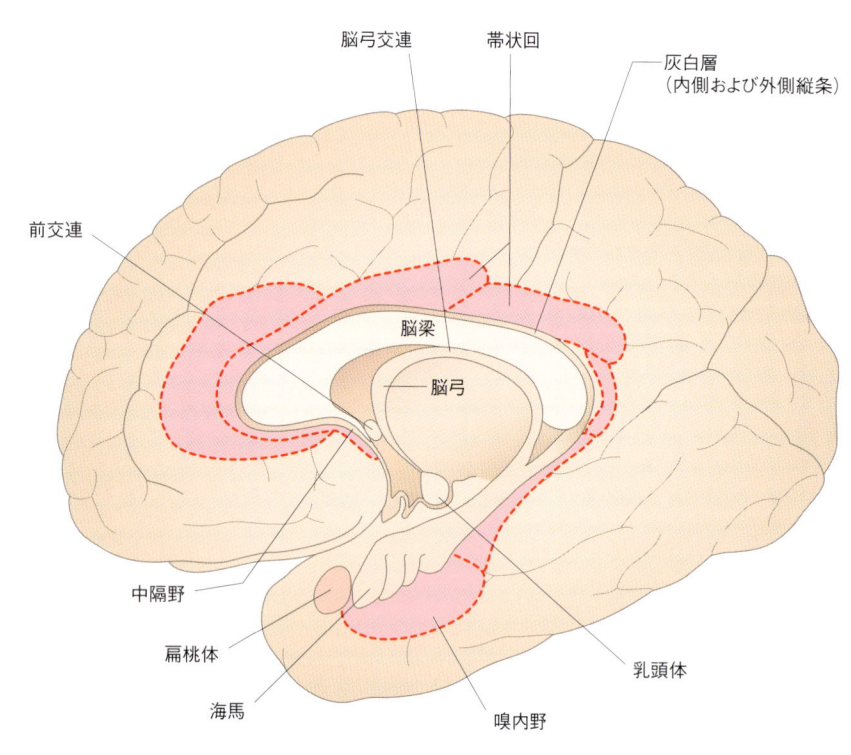

①

⑤ 海馬　扁桃体
海馬傍回

⑨ 帯状回
帯状回　脳弓

脳弓交連　帯状回　灰白層（内側および外側縦条）
前交連
脳梁
脳弓
中隔野
扁桃体
海馬
嗅内野
乳頭体

［文献1）を一部改変して転載］

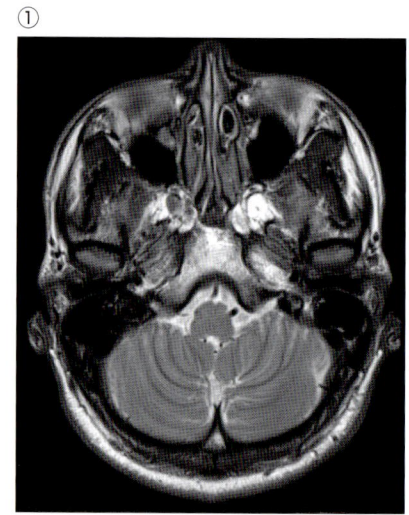

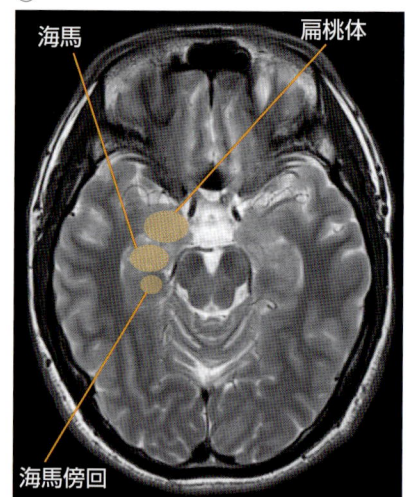

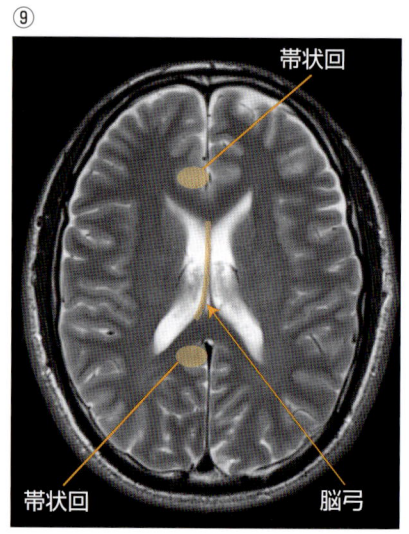

56 ● Part 2／画像解剖──機能解剖

② ③ ④

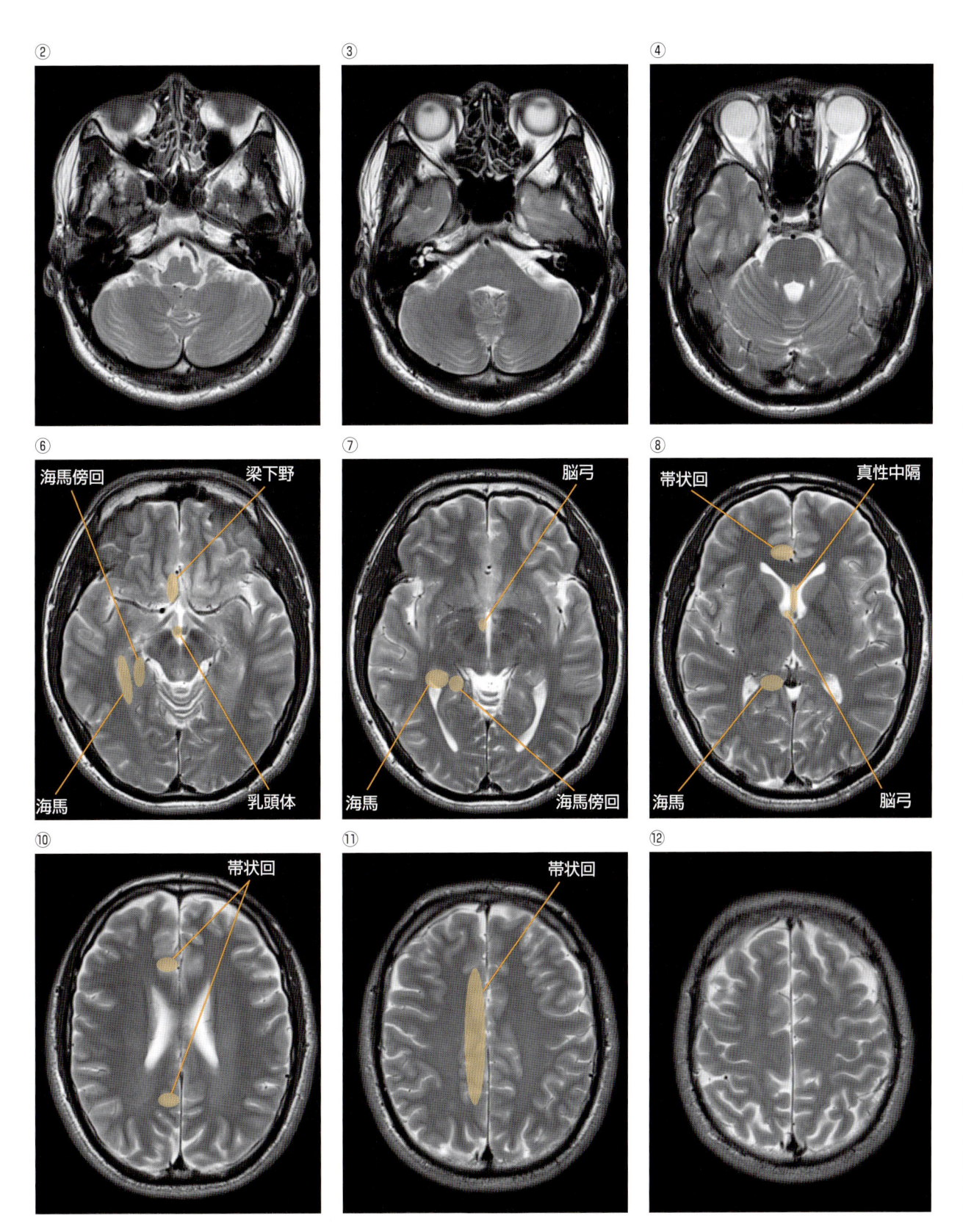

⑥
- 海馬傍回
- 梁下野
- 海馬
- 乳頭体

⑦
- 脳弓
- 海馬
- 海馬傍回

⑧
- 帯状回
- 真性中隔
- 海馬
- 脳弓

⑩
- 帯状回

⑪
- 帯状回

⑫

14 辺縁系 • 57

● **本章の参考文献**

- 1) Bähr M, Frotscher M: Neurologisch-topische Diagnostik. Thieme, 2009.［花北順哉（訳）：神経局在診断 その解剖，生理，臨床 改訂第5版．文光堂，2010.］
- 2) 落合慈之（監修），森田明夫，吉澤利弘（編）：脳神経疾患ビジュアルブック．学研メディカル秀潤社，2009.
- 3) 落合慈之，平形明人（監修），永本敏之，岡田アナベルあやめ・他（編）：眼科疾患ビジュアルブック．学研メディカル秀潤社，2013.
- 4) 高橋昭喜（編著）：脳MRI 1.正常解剖 第2版．学研メディカル秀潤社，2012.
- 5) 青木茂樹，相田典子，井田正博，大場 洋（編著）：よくわかる脳MRI 第3版．学研メディカル秀潤社，2012.

Part 3

代表的な疾患

1 脳出血 (cerebral hemorrhage)

疾患概要

【脳出血】
- 動脈硬化と高血圧が主原因である．
- 日中の活動時，興奮時に起こりやすい．
- 部位による特徴
  1) 被殻出血（外側型）：内包や基底核の障害（最も多い）．
  2) 視床出血（内側型）：脳室穿破して重症になりやすい．
  3) 脳幹や小脳の出血：脳幹が障害され予後不良．
  4) 皮質下出血：高血圧以外の原因によるものがある．

一般的な画像所見
- CT：高吸収域を認める．
- MRI：T1強調像，T2強調像では経時的変化を見る．

[経時的変化]

脳出血	T1強調像	DWI	T2強調像
～12時間	●	✹	●
1～3日	●		●
3日～	◉		◉
2週間～	○→●		○→●

- ● : iso intensity（脳と等信号）
- ○ : high intensity（高信号）
- ● : low intensity（低信号）
- ✹ : 不均一な high intensity area

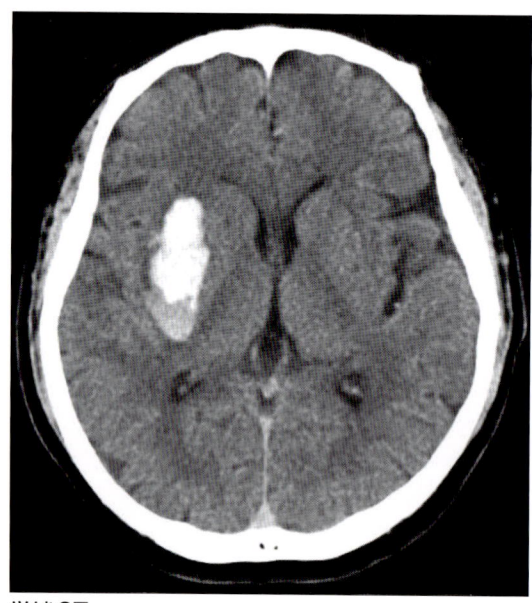

単純CT
右被殻に高吸収域を認める．

2 脳梗塞（cerebral infarction）

疾患概要
- 原因は，塞栓または血栓による．
- 塞栓は心臓からが多い．
- 血栓は主に動脈硬化を基盤にして形成され，血管が閉塞する．
- 安静時の発症（夜間〜早朝）が多い．
- 前触れとして一過性脳虚血発作（TIA[†1]）があることがある．
- 閉塞した血管支配領域の症状（片麻痺，失語，意識障害など）が出現する．

一般的な画像所見
- CT：低吸収域を呈するが，発症直後は変化が見られない．
- MRI：早期から拡散強調像（DWI[†2]）で高信号を示す．T2強調像，FLAIR像は，拡散強調像に数時間遅れて高信号となる．

[経時的変化]

脳梗塞	T1強調像	DWI	T2強調像
1時間〜	（−）	○	（−）
6時間〜	◉	○	軽度○
1〜7日	●	○	○
1〜3/4週間	●	軽度○	○
4週間〜	●	◉	○

- ◉：iso intensity（脳と等信号）
- ○：high intensity（高信号）
- ●：low intensity（低信号）
- （−）所見なし

【略語】
†1 TIA：transient ischemic attacks（一過性脳虚血発作）
†2 DWI：diffusion-weighted image（拡散強調像）

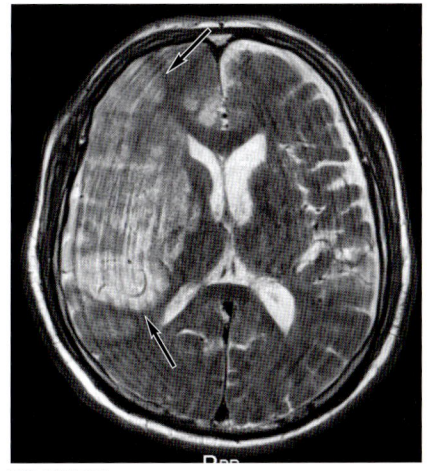

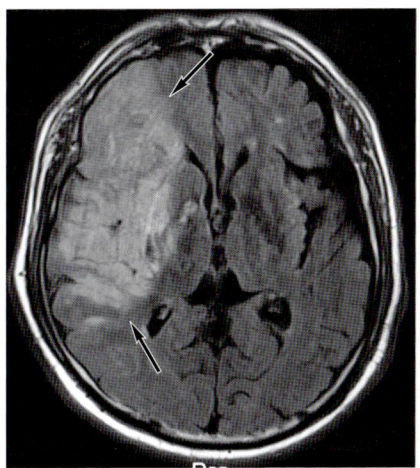

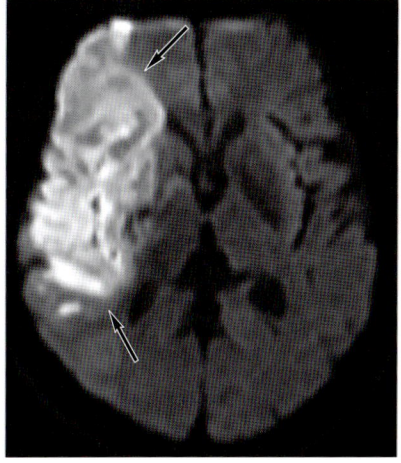

T2強調像
右中大脳動脈亜急性期脳梗塞．右前頭葉から側頭葉にかけて高信号域を認める（→）．

FLAIR像
右前頭葉から側頭葉にかけて高信号域を認める（→）．

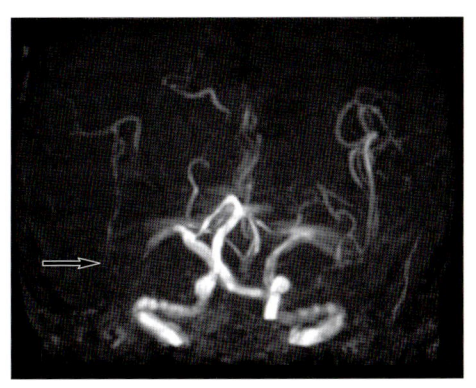

拡散強調像
同様の部位に高信号域を認める（→）．

MRA
右中大脳動脈の一部が描出されていない（→）．

2 脳梗塞（中大脳動脈領域）

【脳血流支配】　［文献1）を参考に作成］

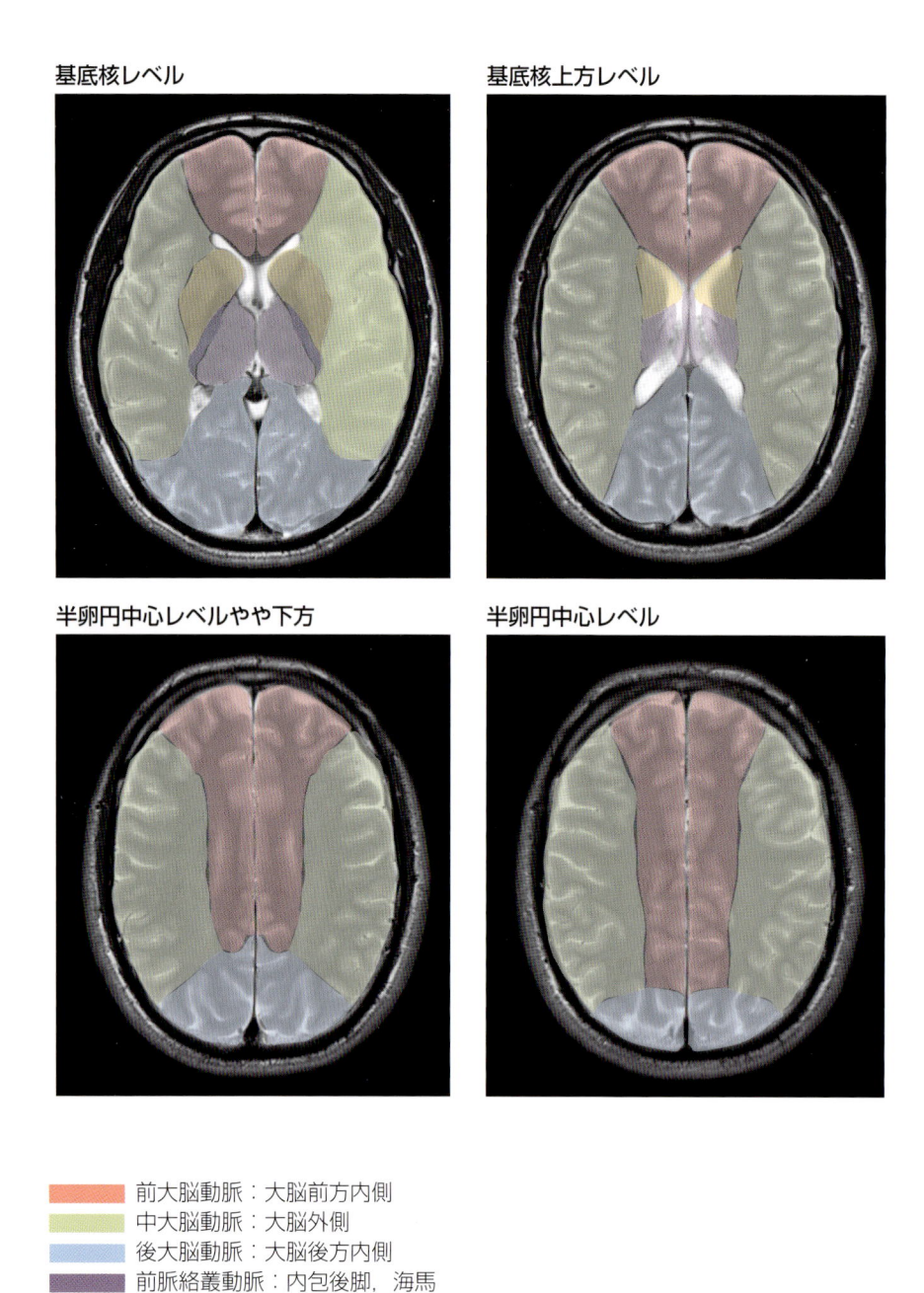

基底核レベル　　　　　　　　基底核上方レベル

半卵円中心レベルやや下方　　半卵円中心レベル

- ■ 前大脳動脈：大脳前方内側
- ■ 中大脳動脈：大脳外側
- ■ 後大脳動脈：大脳後方内側
- ■ 前脈絡叢動脈：内包後脚，海馬
- ■ 中大脳動脈穿通枝：大脳基底核
- ■ 後大脳動脈穿通枝：視床

参考文献
- 1）久留 裕，真柳佳昭（訳）：画像診断のための脳解剖と機能系．医学書院，1995 [Kretschmann HJ, Weinrich W: Klinische Neuroanatomie und kranielle Bilddiagnostik. Thieme, 1991.]

3 ラクナ梗塞 (lacunar infarction)

疾患概要

- 基底核や視床,深部白質,脳幹など脳実質深部を走行する穿通動脈の閉塞により,その支配域に生じる小さな梗塞である.
- 大きさは通常数〜15mm程度.
- 成因は慢性的な高血圧による直径200μm以下の穿通動脈の動脈硬化である.
- 穿通動脈の微小動脈瘤が破綻すると高血圧性脳出血を来す.
- 被殻や淡蒼球,視床,橋に好発する.
- 夜間や早朝に発症し,朝起きたら手足のしびれや脱力,言語障害といった症状に気づく.
- わが国では,脳梗塞の中で最も多い.
- 最近はラクナ梗塞の減少とアテローム血栓性脳梗塞の増加が示唆されている.

一般的な画像所見

- CT:低吸収域を呈するが,発症直後は変化が見られない.
- MRI:早期から拡散強調像(DWI[†2])で高信号を示す.T2強調像,FLAIR像は,拡散強調像に数時間遅れて高信号となる.

[経時的変化]

脳梗塞	T1強調像	DWI	T2強調像
1時間〜	(−)	○	(−)
6時間〜	◉	○	軽度○
1〜7日	●	○	○
1〜3/4週間	●	軽度○	○
4週間〜	●	◉	○

- ◉:iso intensity(脳と等信号)
- ○:high intensity(高信号)
- ●:low intensity(低信号)
- (−)所見なし

【略語】

† DWI:diffusion-weighted image(拡散強調像)

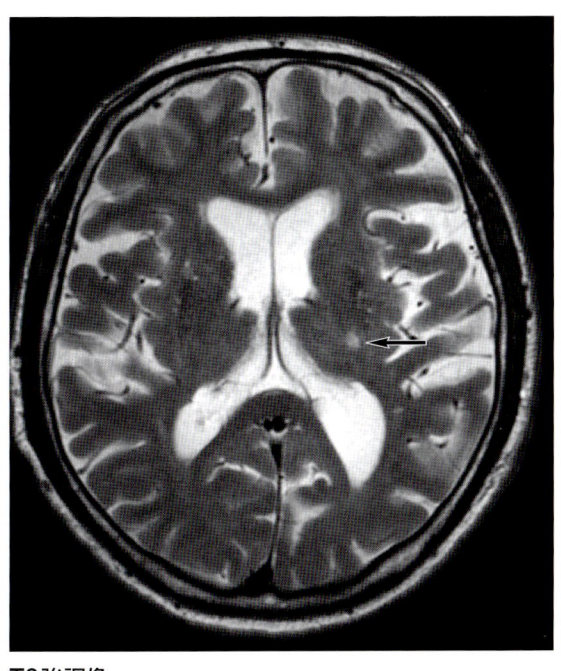

T2強調像
亜急性期ラクナ梗塞.左内包後脚に小さな高信号域を認める(→).

拡散強調像
左内包後脚に小さな高信号域を認める(→).

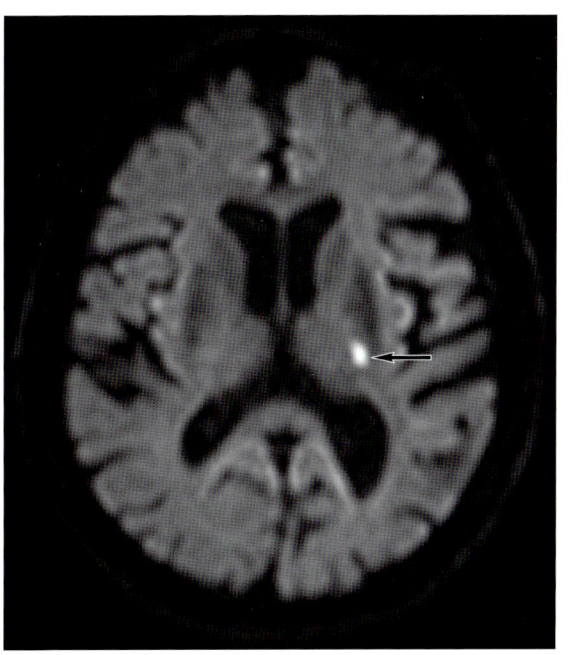

4 くも膜下出血，動脈瘤 (subarachnoid hemorrhage, aneurysm)

疾患概要

- くも膜と軟膜の間，すなわちくも膜下腔に出血する状態を言う．
- 脳血管障害全体の約10％．
- 症状・徴候は，突発する激しい頭痛，頸背部痛，嗜眠傾向がある．
- 動脈瘤破裂によるものは40～60歳に多く，脳動静脈瘤奇形によるものは20～40歳に多い．
- 脳動脈瘤の好発部位は前交通動脈（Acom[†1]），中大脳動脈の分枝部，内頸動脈ー後交通動脈（IC-PC[†2,3]）である．
- 死亡率が高く，救命できても後遺症を残す場合もある．

一般的な画像所見

- CT：くも膜下腔に高吸収領域が見られる．
- MRI：MRIのFLAIRシーケンスで撮影すると，CTと同等の検出率である．

[破裂部位と出血の広がり]

前交通動脈：大脳縦裂前部，交叉槽，脚間槽などからシルビウス裂まで左右対称的に存在，透明中隔腔内．

中大脳動脈：同側のシルビウス裂中心．

頭蓋内内頸動脈領域：鞍上部脳槽（いわゆるペンタゴン）を中心に非対称的に両側性．

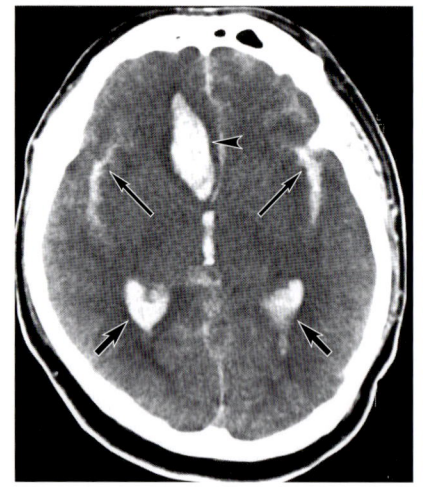

椎骨脳底動脈領域：迂回槽，脚間槽，橋槽を中心に左右対称性．

CT
シルビウス裂にくも膜下出血を見る（→）．右前頭葉にも高吸収領域を認め，血腫と考える（▶）．側脳室や第三脳室にも高吸収領域が見られ（➔），脳室内への逆流を伴っている．

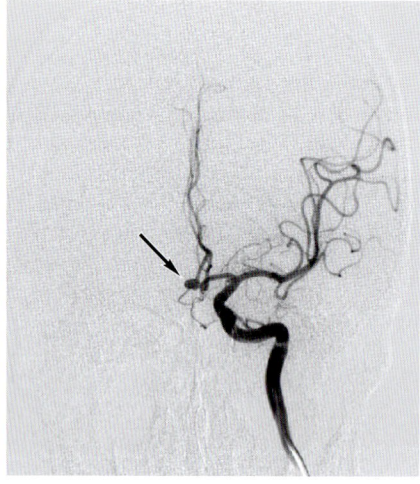

左内頸動脈撮影
前交通動脈に動脈瘤を認める（→）．

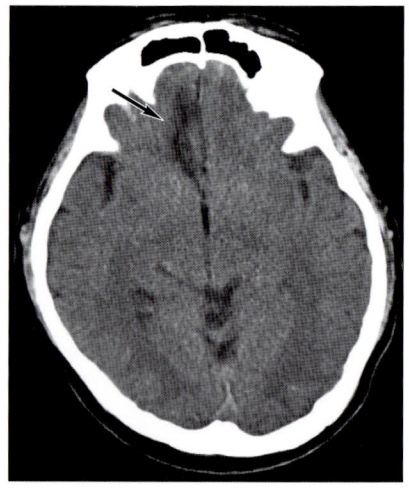

術後5か月目のCT
右前頭葉に低吸収域が見られ（→），出血後の変化と考える．

【略語】

†1 Acom：anterior communicating artery（前交通動脈）
†2 ICA：internal carotid artery（内頸動脈）
†3 PC：posterior communicating artery（後交通動脈）

5 急性硬膜外血腫 (acute extradural hematoma)

疾患概要
- 主に頭部外傷により発症した頭蓋骨と硬膜の間の血腫.
- 出血源は中硬膜動脈または静脈洞. しばしば頭蓋骨骨折を伴う.
- 全頭部外傷の1〜3%, 致命的頭部外傷の5〜15%.
- 10〜30歳の若年者でも, 高齢者でも認められる.
- 血腫の好発部位は側頭部または側頭・頭頂部である.
- 症状の経過は, 血腫量ではなく, 出血部位や出血速度と関連する.
- 出血速度が速いものでは急激に意識障害が進行し, 不可逆的な変化を来す.
- 脳損傷合併例では受傷直後より意識障害が出現し, 脳損傷の程度により予後が決定される.

一般的な画像所見
- CT: 単純CTで頭蓋骨直下に両凸形, 時に三日月形の高吸収域が認められ, 縫合線を超えていなければ診断は容易である. また超急性期に見られる混合吸収域は, 初回検査では少量であっても, 急激に増大する可能性がある. 6時間毎のフォローアップが必要である. 骨モードで骨折も観察することがある.
- MRI: 急性期の画像診断としては適さない場合がある. しかし冠状断や矢状断を撮像することが可能で, また頭蓋骨の影響を受けないため, 頭蓋底部の硬膜外血腫の広がりを診断するには有用である.

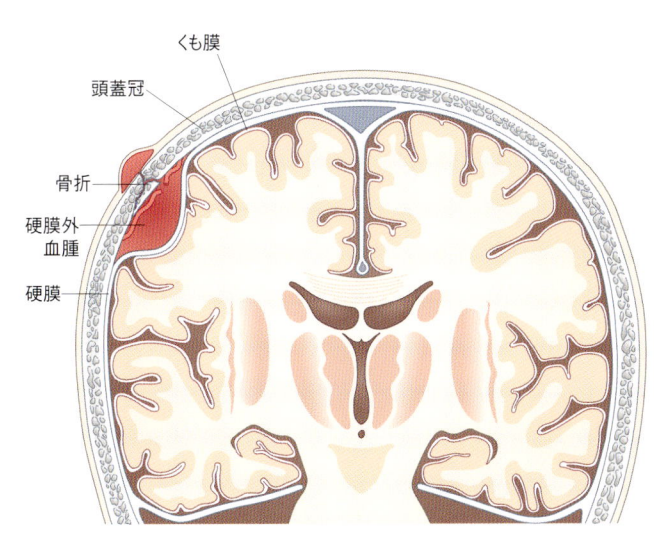

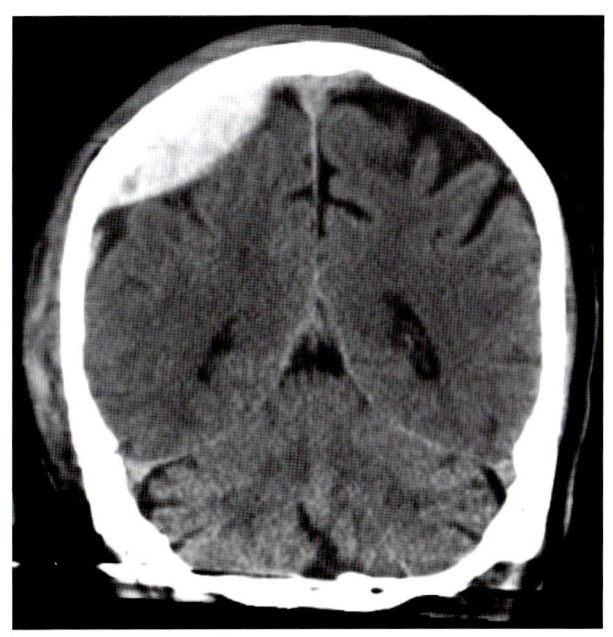

単純CT 冠状断像
右頭頂部に凸レンズ状の高吸収域を認め, 脳を圧排している.

6 脳挫傷 (cerebral contusion)

疾患概要
- 受傷側に見られるもの（coup injury）と反対側に見られるもの（contrecoup injury）がある.
- 前頭葉底部，側頭葉底部に多い.
- 症状は，出血の範囲，出血による脳の圧迫によって異なる.
- 重篤例では受傷時から意識障害を伴う.

一般的な画像所見
- 通常は，CT の画像により診断する.
- 出血と周囲の低吸収域が見られる.
- 外傷直後は見られなくても，その後，現れ増大することがあり，24 時間観察が必要である.
- 外傷性くも膜下出血を伴うことがある.

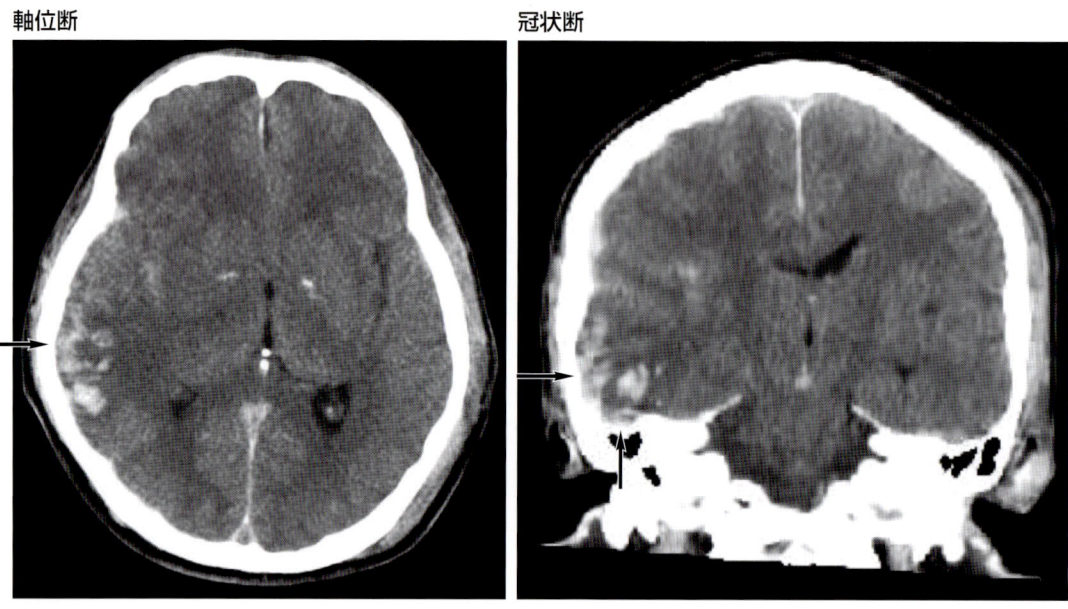

軸位断　　冠状断

単純CT
右側頭葉に高吸収域を認める（→）．挫傷と出血が混在し，salt and pepper（白黒の混在）状である．脳溝にも高吸収域が見られる．

7 慢性硬膜下血腫 (chronic subdural hematoma)

疾患概要

- 頭部外傷後慢性期（通常1～2か月後）に硬膜と脳との隙間にできる血腫である．
- 中高年男性に好発する．
- 血腫が脳を圧迫してさまざまな症状が見られるが，頭部外傷直後には無症候．
- 3週間以上経過してから以下の症候を呈するが，高齢者では外傷歴のはっきりしないこともある．
- 若年者では主に頭痛，嘔吐を中心とした頭蓋内圧亢進症状と片麻痺，失語症を中心とした局所神経症状が見られる．
- 高齢者では潜在する脳萎縮のため頭蓋内圧亢進症状は少なく，認知症状などの精神症状，失禁，片麻痺（歩行障害）などが主な症状である．

一般的な画像所見

- CT上，硬膜とくも膜との隙間に三日月状の高吸収域が認められる．
- CTで明瞭な所見がなくても，MRI・MRAで明らかになる症例もある．

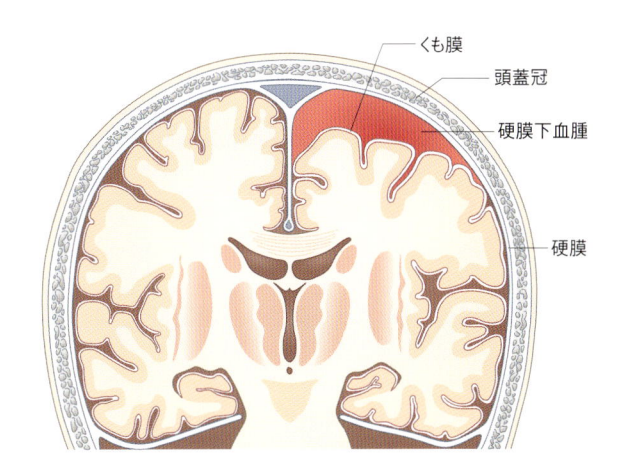

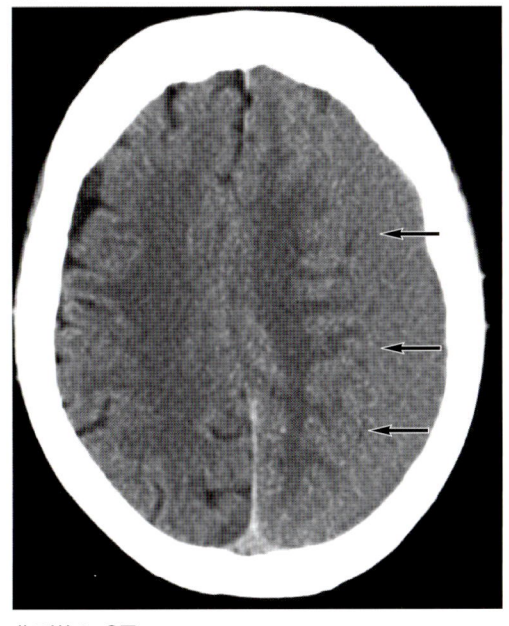

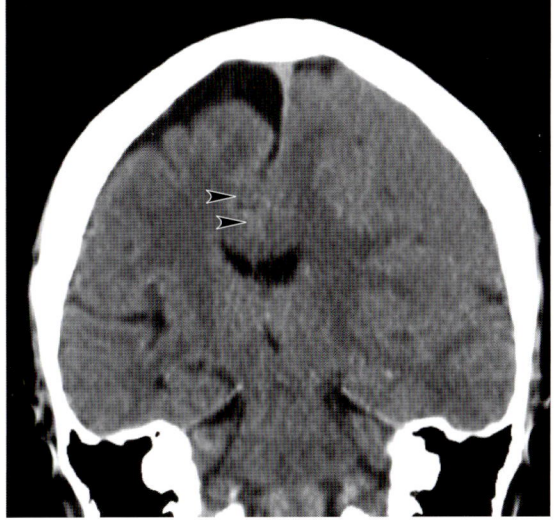

典型的なCT
左側頭部を中心として三日月状の高吸収域を認め（→），硬膜下血腫と考える．左大脳は圧排されており，midline shift（中央構造の反対側への偏位）を伴っている（▶）．

8 正常圧水頭症（normal pressure hydrocephalus：NPH）

疾患概要
- 髄液圧は正常で，画像上は側脳室拡大が認められる水頭症である．
- 特発性NPH（iNPH†）と続発性がある．
- 続発性NPHの原因としては，くも膜下出血，頭部外傷，髄膜炎などが挙げられる．
- 好発年齢は60歳以降である．
- 症状：認知症，歩行障害，尿失禁の三主徴．
- 診断：タップテスト（腰椎穿刺により約20～40mlの髄液を排除し，症状が改善するかを見る診断法）
- 認知障害も改善することがあり，治療可能な認知症として鑑別すべき疾患である．

一般的な画像所見
- 脳室拡大以外に，高位円蓋部，脳溝の狭小化，シルビウス裂の拡大，傍正中の脳溝の局所的拡大がある．
- 高位円蓋部は，通常加齢では脳溝が拡大してくるが，iNPHでは狭小化してくる．

【略語】
† iNPH：idiopathic normal pressure hydrocephalus（特発性正常圧水頭症）

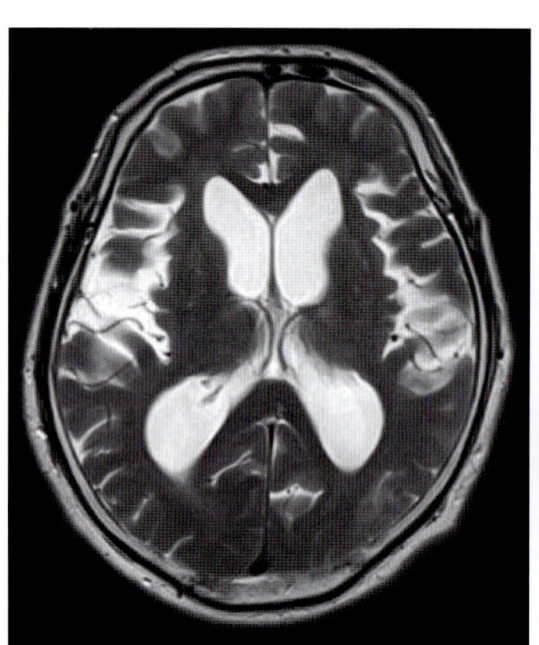

T2強調像
側脳室の拡大を認める．

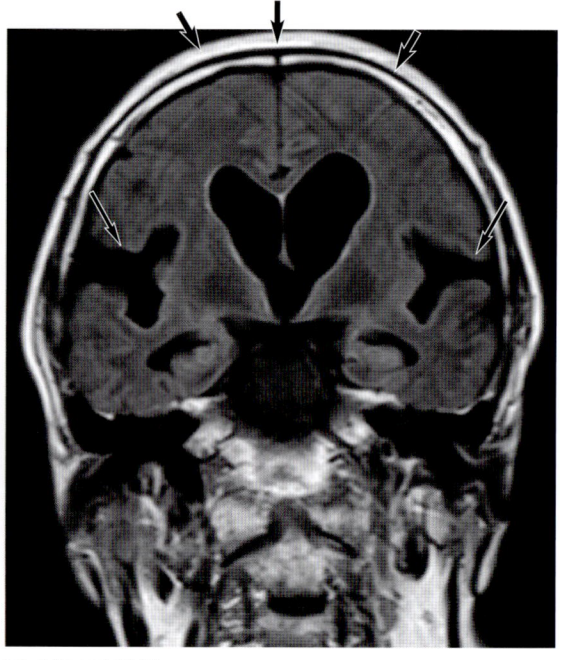

FLAIR冠状断像
側脳室の拡大を認める．シルビウス裂は開大しているが（→），頭頂部の脳溝は狭小化している（➡）．

9 posterior reversible encephalopathy syndrome（PRES）

疾患概要

- reversible posterior leukoencephalopathy syndrome（RPLS）とも呼ばれる可逆性脳症である．
- 急激な血圧上昇による血管透過性亢進や血管内皮細胞障害などによって，血管性浮腫が生じる．
- 頭痛，痙攣，視力障害などで発症するが，降圧などにより後遺症を残すことなく回復することが多い．
- 高血圧を呈さないものも多い．
- 原因：高度の高血圧症，腎障害，子癇，薬剤，肝不全，肝移植，高度の貧血に対する輸血，膠原病・自己免疫疾患，血液系悪性腫瘍，内分泌・代謝疾患，頭部外傷，など．

一般的な画像所見

- FLAIR像，T2強調像で後頭葉優位の皮質下白質や基底核などに高信号域を認める．椎骨脳底動脈，後大脳動脈，穿通枝領域に病変を生じやすく，両側性分布であることが多い．
- 出血を伴うこともある．
- 皮質下白質病変が主であるが，皮質にも，限局性からびまん性まで多彩な病変を見る．
- 拡散強調像では，ADC†（拡散係数）上昇の部分は回復するが，ADCが低下する部分は非可逆な梗塞に至ることがある．

【略語】
† ADC：apparent diffusion coefficient（見かけの拡散係数）

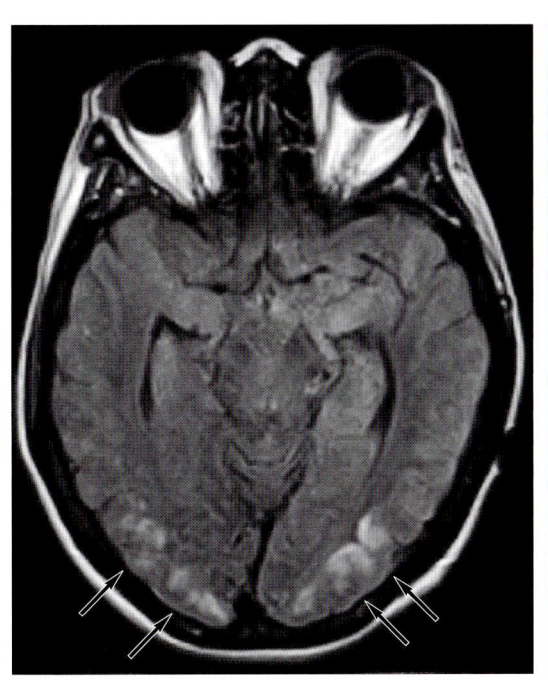

FLAIR像
両側後頭葉に高信号域が見られる（→）．

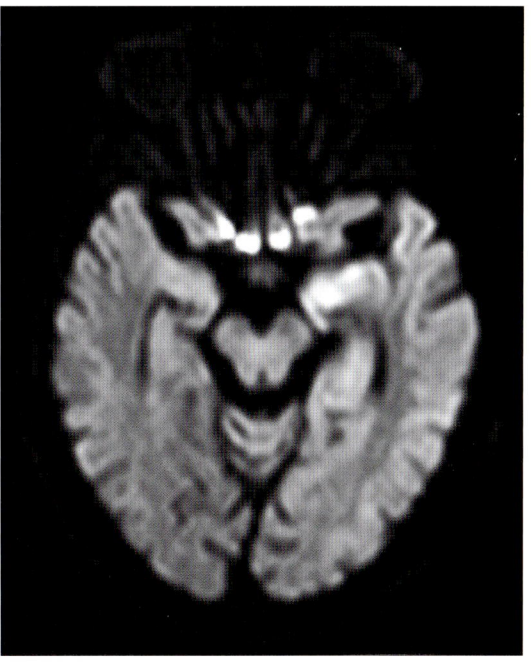

拡散強調像
異常信号は明らかではない．

10 膠芽腫（glioblastoma：GB）

疾患概要
- 星細胞腫のうち，最も悪性度が高い．
- 浸潤性はきわめて強く，脳梁を介した対側への進展，大脳脚，脊髄視床路を介しての後頭蓋窩への進展が見られる．
- 脳室上衣や皮質下，脳軟膜から髄液播種も見られる．

一般的な画像所見
- MRI T1強調像，T2強調像とも境界の不鮮明な不均一な信号強度の腫瘍で，壊死や嚢胞変性を伴う．
- 壁は厚く不均一である．
- 豊富な血流が flow void（血流の無信号），不均一な強い造影効果を示す．
- しばしば出血を伴う．
- 腫瘍周辺には浮腫によるT2強調像高信号域を見る．

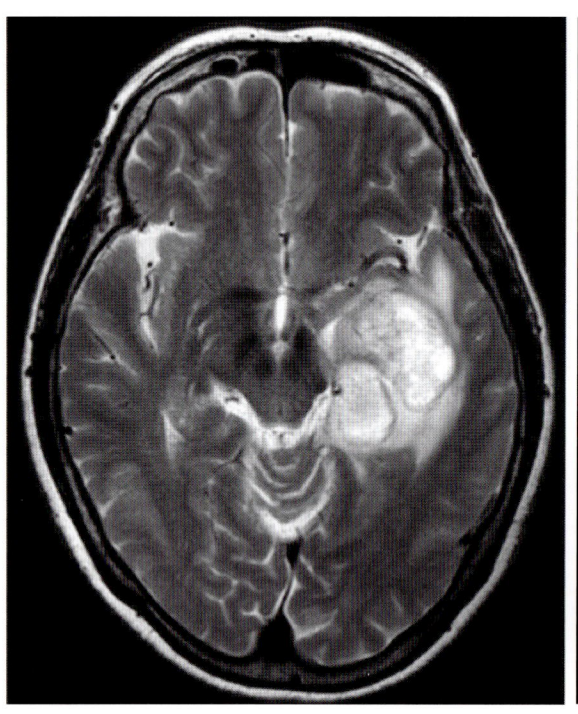

T2強調像
左側頭葉に内部が不均一な高信号域を認める．

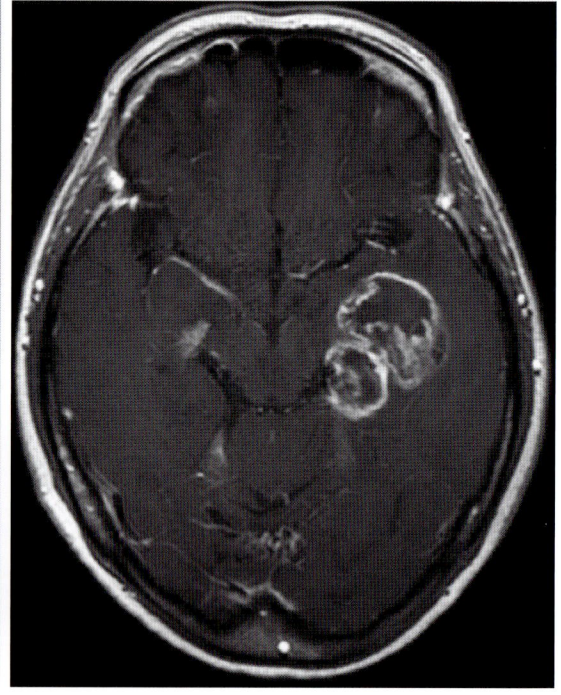

造影T1強調像
造影にて辺縁不整なリング状の造影効果を認める．

11 髄膜腫 (meningioma)

疾患概要

- 髄膜から脳の外に発生する良性脳腫瘍．臨床経過も長いものが多く，発生部位に関連する神経症状や痙攣発作で発症する．
- 発生頻度は原発性脳腫瘍の第2位で女性に多い．

一般的な画像所見

- CT： 脳組織よりやや高吸収値域を呈するものが多く，造影剤で高度かつ均等に増強される境界鮮明な腫瘍像を示す．
- MRI：T1強調像，T2強調像ともに多様な信号を呈する．造影効果は顕著で，腫瘍が明瞭に描出される．腫瘍周囲に硬膜に沿った増強効果（dural tail sign）を見る．
- 大きいものはT2強調像で腫瘍周囲脳の浮腫像を認めることが多い．

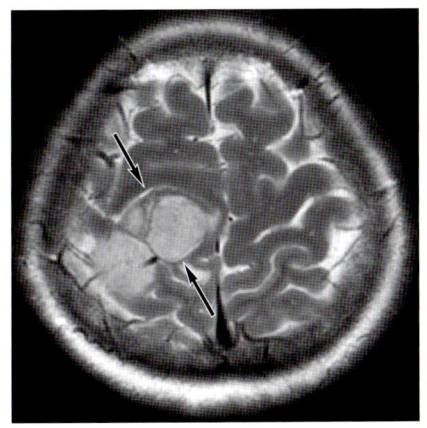

T2強調像
右頭頂部に高信号を呈する腫瘤を認める（→）．

FLAIR冠状断像
同様に高信号を呈し（▶），白質には浮腫と考えられる高信号が広がっている（→）．

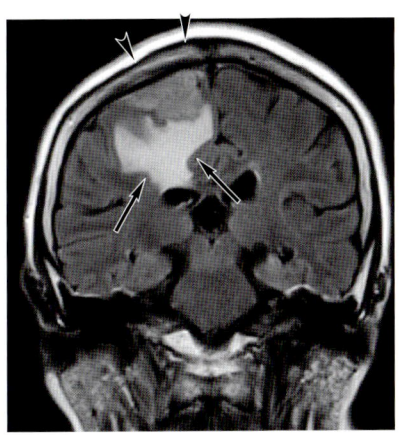

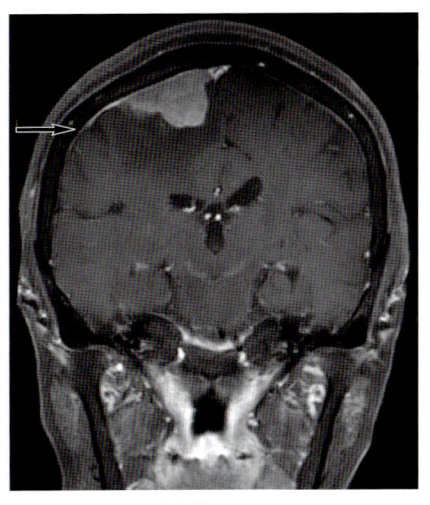

造影T1強調冠状断像
均一に造影効果を受けている．腫瘤は硬膜に広く接し，dural tail signを伴っている（→）．

12 転移性脳腫瘍 (metastatic brain tumor)

疾患概要

- 原発の悪性腫瘍の転移巣の部位による局所神経症状や付随する脳浮腫による頭痛・嘔吐などの頭蓋内圧亢進症状を呈し，亜急性に進行する．てんかん発作で発症する例も多い．
- 脳ヘルニアによる意識障害や，腫瘍内出血により，急激に症状が進行することもある．多発性脳神経麻痺，髄膜刺激症状を認めることもある．
- 転移性脳腫瘍の原発巣としては，肺癌が約50%と半数を占め，その他に乳癌，直腸癌，腎／膀胱癌，胃癌，腸癌，頭頸部癌がある．原発巣が無症候のまま，発見される癌としては肺癌の頻度が高い．

一般的な画像所見

- 腫瘍実質は，低信号から高信号を示すものまでさまざまで，造影剤で境界鮮明に増強されてくる．リング状であることが多い．高度な周辺脳浮腫が特徴的である．

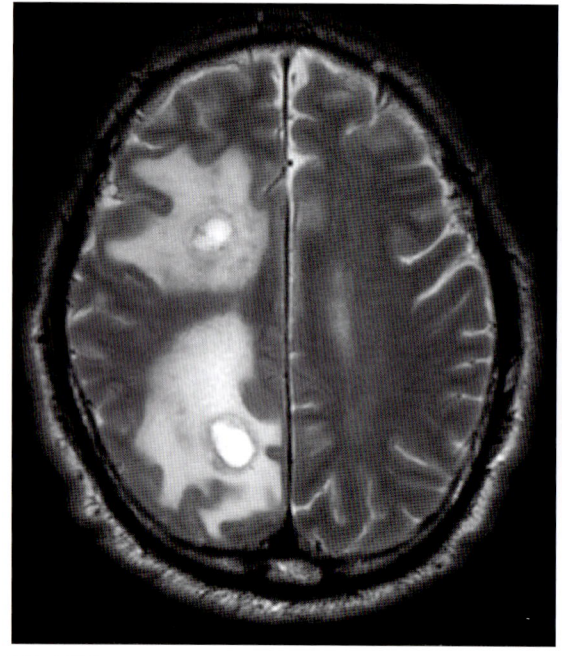

T2強調像
右前頭葉，頭頂葉に脳実質と等信号を呈するリング状の病変を認める．周囲には高信号域が広がり，浮腫と考えられる．

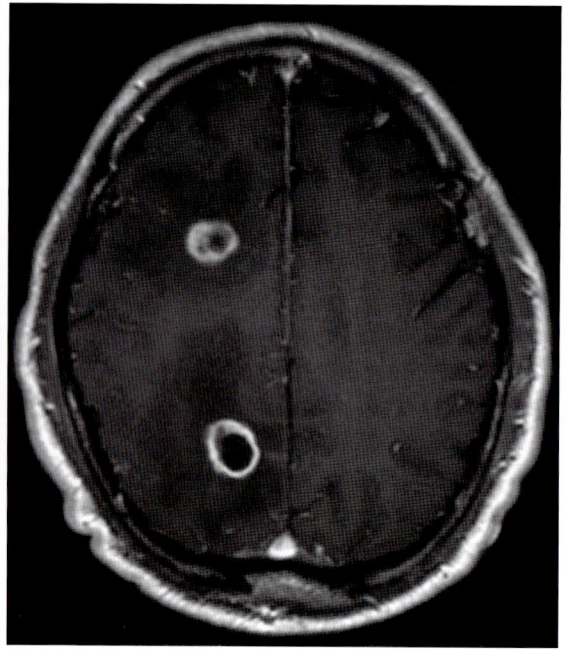

造影T1強調像
リング状の造影効果を認める．

13 多発性硬化症（multiple sclerosis：MS）

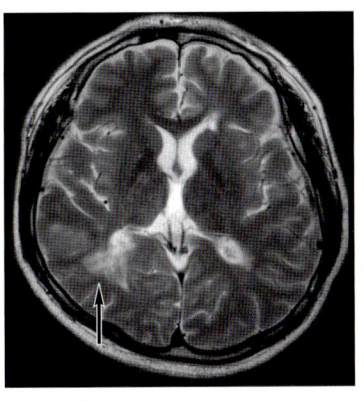

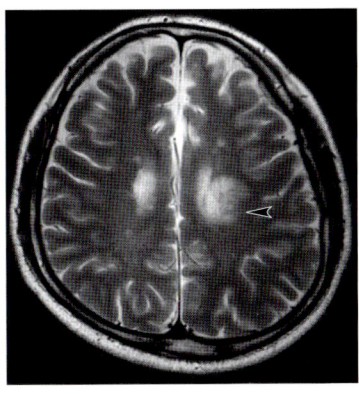

T2強調像
右側脳室後角（→）および左側脳室体部周囲白質（▶）に高信号域を認める.

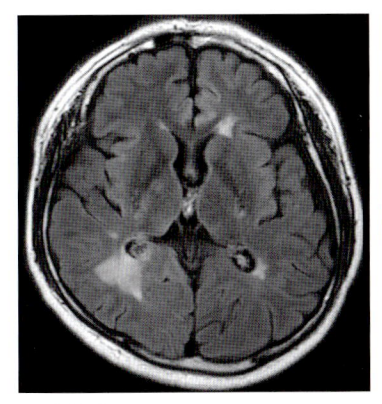

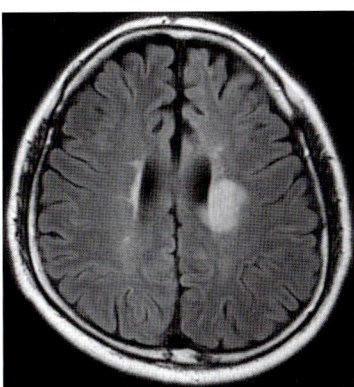

FLAIR像
T2強調像と同様の高信号を認める.

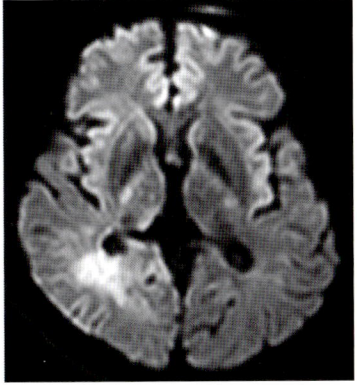

拡散強調像
同部は異常信号を呈している.

疾患概要

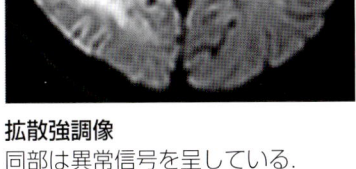

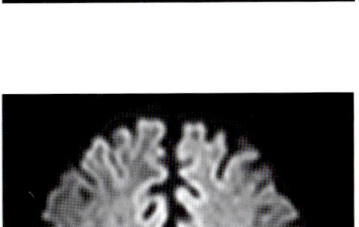

- 中枢神経系の慢性炎症性脱髄疾患であり，時間的，空間的に多発するのが特徴である．若年成人に発病することが最も多く，男女比は1：2～3である．
- 欧米では多いが，日本では比較的稀な疾患で，視神経脊髄炎（neuromyelitis optica：NMO）が主流である．
- 髄液のオリゴクローナルバンドが診断の手がかりとなる．
- 多発性硬化症（MS）の全経過中に見られる主たる症状は，視力障害，複視，小脳失調，四肢の麻痺（単麻痺，対麻痺，片麻痺），感覚障害，膀胱直腸障害，歩行障害などであり，病変部位によって異なる．
- 有痛性強直性痙攣は脊髄障害の回復期に起こる．
- ［ウートフ（Uhthoff）徴候］熱い風呂に入ったりして体温が上がると一過性にMSの症状が悪くなる．

一般的なMRI所見

- 特に脳室周辺に病変が見られる．病巣はFLAIR像，T2強調像で高信号域を示す．新たな病変部位では造影効果，拡散強調像（DWI[†]）では活動期に高信号を呈する．FLAIR像で病変の検出率が高い．

【略語】
† DWI：diffusion-weighted image（拡散強調像）

14 多系統萎縮症 (multiple system atrophy : MSA)

疾患概要
- 変性疾患で病初期には2つの型に分類される．自律神経症状が強い場合，シャイ・ドレーガー症候群 (Shy-Drager syndrome) と呼ばれることもある．
  - MSA-C オリーブ橋小脳萎縮症：小脳症状が中心．
  - MSA-P 線条体黒質変性症：パーキンソン症状が中心．
  - 症状が初めから混在している移行型も見られる．
- 筋強剛，無動，姿勢反射障害などのパーキンソニズムと歩行時のふらつき，構音障害など小脳失調症状や排尿障害，起立性低血圧症などの自律神経症状がある．夜間の喘鳴や睡眠時無呼吸などで，突然死も知られている．

一般的な画像所見
- 多系統萎縮症に特徴的な所見としては，小脳，特に前葉や橋の萎縮，T2強調像での橋の十字状の高信号（十字サイン），中小脳脚の萎縮と高信号（中小脳脚サイン），被殻外側縁の高信号が挙げられる．

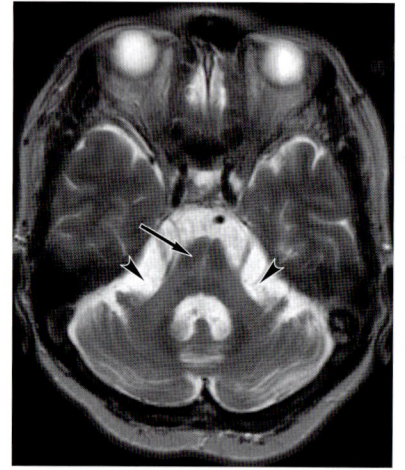

T2強調像（上小脳脚レベル）
小脳，橋の萎縮および橋の十字の高信号域を認める（→）．中小脳脚は萎縮し高信号を示す（▶）．

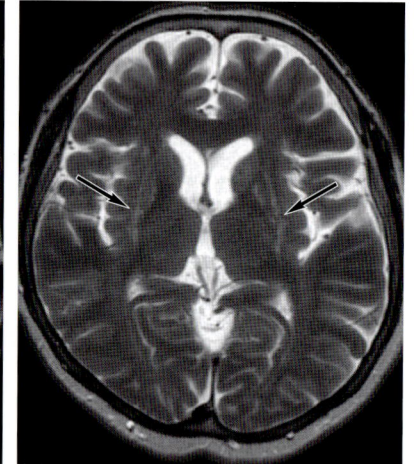

T2強調像（基底核レベル）
被殻外側縁に線状の高信号域を認める（→）．

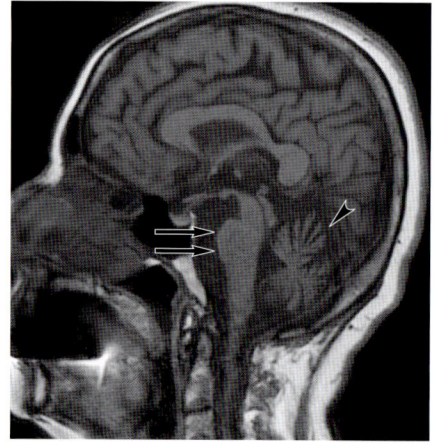

T1強調矢状断像
橋腹側の萎縮を認める（→）．小脳前葉に萎縮を認める（▶）．

15 進行性核上性麻痺 (progressive supranuclear palsy : PSP)

疾患概要

- 中年期以降に発症し，神経学的には易転倒性，核上性注視麻痺（特に垂直性），パーキンソニズム，認知症などを特徴とする．
- 男性に多く，平均60代で発症する．最大の特徴は，易転倒である．
- 強剛は四肢よりも頸部や体幹に強い．進行すると頸部が後屈する．
- 前頭葉徴候が初期から出現する［動作の開始障害（無動，無言），終了の障害（保続）］．
- 早期に嚥下障害がある場合は生命予後が不良である．

一般的な画像所見

- MRIでは，脳幹，特に中脳被蓋部の萎縮が見られる．
- MRIの正中矢状断像における中脳被蓋部の萎縮によりハチドリの嘴のように見えることから"humming bird appearance"が特徴的である．

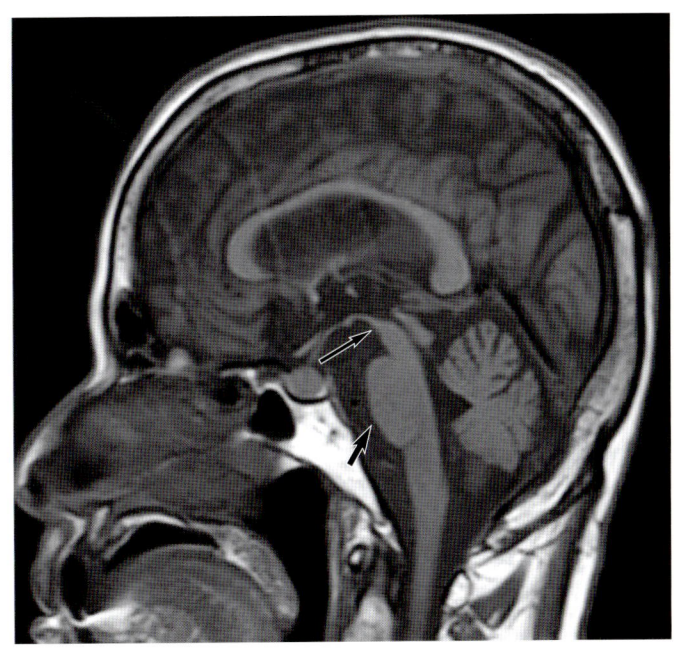

T1強調矢状断像
中脳被蓋の萎縮があり（→，humming bird），橋底部の萎縮は軽微である（➡）．

16 アルツハイマー病 (Alzheimer's disease)

疾患概要 [文献1）より転載]

- ADは潜行性に発症し，緩徐に進行する．近時記憶障害で発症することが圧倒的に多く，進行に伴い見当識障害や頭頂葉症状（視空間認知障害，構成障害）が加わる．
- 初老期発症のADでは，失語症状や視空間認知障害・視覚構成障害などの記憶以外の認知機能障害が前景に立つことも多い．病識の低下，うつ症状やアパシーなどの精神症状，場合わせや取り繕い反応といった特徴的な対人行動が見られる．
- 比較的初期から，物盗られ妄想が認められる場合がある．病初期から局所神経症候を認めることは少ない．

一般的な画像所見

- MRIで内側側頭葉（海馬，海馬傍回）の萎縮が見られる．また，それに伴うシルビウス裂，第三脳室，側頭葉下角の拡大も見られる．
- 認知症疑いの場合は，脳血流SPECTなどの核医学検査や神経心理検査などを行う．
- 健常高齢者やMCI（mild cognitive impairment）でも内側側頭葉に萎縮が見られることがあるため，VSRAD[†]での評価も有効である．

【略語】
[†] VSRAD：三次元のT1強調像から側頭葉内側の萎縮を定量的に評価できる，フリーソフト．

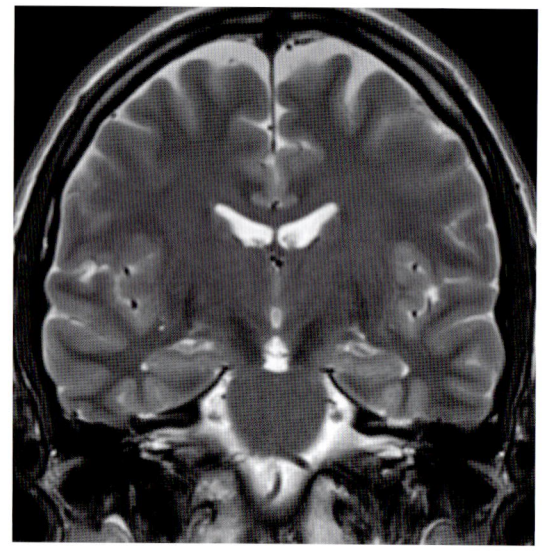

T2強調冠状断像
30代，男性．正常例．

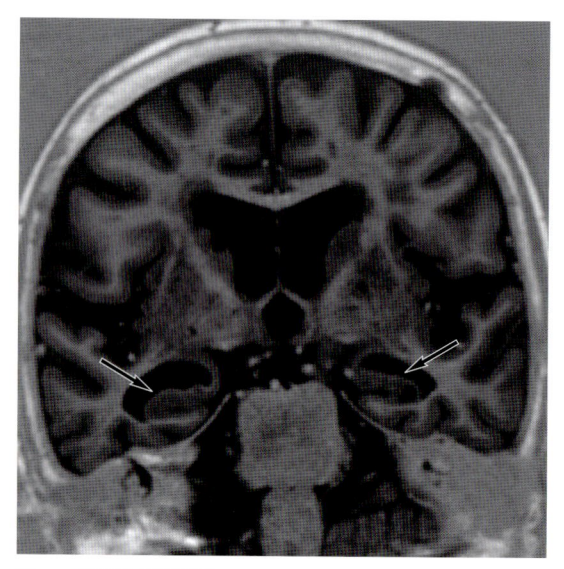

True IR法冠状断像
大脳萎縮と海馬（→）の著明な萎縮を認める．

参考文献
1) 日本神経学会・監修，「認知症疾患治療ガイドライン」作成合同委員会・編：認知症疾患治療ガイドライン2010．p.222, 2010．

INDEX

ページ番号の太字は詳述ページおよび症例写真の掲載ページを示す.

●●●欧文索引●●●

A

abducens nerve（CN Ⅵ：外転神経）................ 29
acute extradural hematoma（急性硬膜外血腫）......... **65**
Alzheimer's disease（アルツハイマー病）............ **76**
ambient cistern（Amb：迂回槽）................ 19, 28
aneurysm（動脈瘤）.............................. **64**
anosmia（無嗅症）............................... 42
anterior cerebral artery（ACA：前大脳動脈）...... 20, 26
anterior communicating artery（Acom：前交通動脈）... 64
anterior median fissure（AMF：前正中裂）......... 18
apparent diffusion coefficient（ADC：見かけの拡散係数）
.... 69

B

Babinski（バビンスキー）反射 44
basilar artery（BA：脳底動脈）.................. 19, 26
body of caudate nucleus（CdB：尾状核体部）....... 24
body of corpus callosum（CCb：脳梁体部）......... 23
Brokca（運動性言語野）........................... 54

C

calcarine sulcus（CalS：鳥距溝）............ 20, 21, 23
caudate nucleus（Cd：尾状核）................... 21
cavernous sinus（CavS：海綿静脈洞）............. 19
central sulcus（CS：中心溝）................. 22, 23
cerebellar hemisphere（CH：小脳半球）............. 18
cerebellar tonsil（To：小脳扁桃）................ 18
cerebellar vermis（CV：小脳虫部）............. 18, 20
cerebellum（Cbll：小脳）...................... 23, 25
cerebral aqueduct（Aq：中脳水道）............. 20, 23
cerebral blood flow（CBF：脳血流量）............. 16
cerebral blood volume（CBV：脳血液量）............ 16
cerebral contusion（脳挫傷）...................... **66**
cerebral hemorrhage（脳出血）.................... **60**
cerebral infarction（脳梗塞）..................... **61**
cerebral peduncle（CP：大脳脚）.................. 20
cerebral white matter（semioval center）〔CWM（SC）：
　大脳白質（半卵円中心）〕....................... 21
chronic subdural hematoma（慢性硬膜下血腫）...... **67**
cingulate gyrus（CG：帯状回）............... 21, 23, 25
cingulate sulcus（CiS：帯状溝）.................. 23
cochlea（Coch：蝸牛）........................ 18, 39
cochlear nerve（CoN：蝸牛神経）.................. 29
contrecoup injury 66
corpus callosum（CC：脳梁）..................... 24
corti（コルチ）器官 38
coup injury 66
cuneus（Cun：楔部）............................ 23

D

Darkschewitsch（ダルクシェーヴィチ）核と Cajal（カハール）
　間質核 36
diffusion-weighted image（DWI：拡散強調像）
.... **13**, 61, 63, 73
Dorello's canal（DC）............................ 29
dural tail sign 71

E

ethmoid sinus（ES：篩骨洞）...................... 18
external capsule（EC：外包）..................... 21
eyeball（眼球）................................. 19

F

facial nerve（CN Ⅶ：顔面神経）............. 18, 24, 29
falx cerebri（Falx：大脳鎌）............. 20, 21, 22, 24
fluid attenuated inversion recovery（FLAIR）像 **12**
fornix（Fx：脳弓）............................... 23
Foster-Kennedy（フォスター・ケネディ）症候群 42
fourth ventricle（4V：第四脳室）.............. 18, 23
frontal horn of lateral ventricle（FH：側脳室前角）... 21
frontal lobe（前頭葉）........................... 25

G

genu of corpus callosum（CCg：脳梁膝部）...... 21, 23
glioblastoma（GB：膠芽腫）....................... **70**
globus pallidus（pallidum）（GP：淡蒼球）........ 21
great cerebral vein（GCV：大大脳静脈）........... 21

H

Heschl 回（聴覚野）....................... 38, 39, 54
hippocampus（H：海馬）...................... 19, 24
humming bird appearance 75
Huntington's disease（ハンチントン舞踏病）......... 46

I

IC-PC 64
idiopathic normal pressure hydrocephalus（iNPH：特発性
　正常圧水頭症）................................ 68
inferior cerebellar peduncle（ICP：下小脳脚）...... 18
inferior colliculus（ICo：下丘）................. 20
inferior frontal gyrus（IFG：下前頭回）........... 21
inferior horn of lateral ventricle（IH：側脳室下角）... 19
inferior temporal gyrus（ITG：下側頭回）.......... 20
inferior vestibular nerve（IVN：下前庭神経）....... 29
insula（In：島）............................ 20, 21
interhemispheric fissure（longitudinal cerebral fissure）
　（IHF：大脳縦裂）............................. 22
internal auditory canal（IAC：内耳道）............ 18
internal capsule（IC：内包）..................... 21
internal carotid artery（ICA：内頸動脈）... 18, 19, 26, 64

internal cerebral vein（ICV：内大脳静脈）················ 21
interpeduncular fossa（IPF：脚間窩）····················· 27

L

lacunar infarction（ラクナ梗塞）························ **63**
lamina terminalis（LT：終板）···························· 23
lateral rectus muscle（LRM：外直筋）··················· 19
lateral semicircular duct（LSD：外側半規管）·········· 18
lateral ventricle（LV：側脳室）··························· 24

M

magnetic resonance imaging（MRI：磁気共鳴イメージング）
·· 10
mammillary body（MB：乳頭体）························ 20
mandibular head（MH：下顎頭）························ 18
mastoid air cells（MA：乳突蜂巣）····················· 18
maxillary sinus（MxS：上顎洞）························· 18
mean transit time（MTT：平均到達時間）·············· 16
Meckel's cave（MC：Meckel腔）················ 19, 28
medial rectus muscle（MRM：内直筋）················ 19
median sulcus of rhomboid fossa（MSrh：正中溝）····· 19
medulla oblongata（Me：延髄）··················· 18, 23
meningioma（髄膜腫）···································· **71**
metastatic brain tumor（転移性脳腫瘍）··············· **72**
Meyer（マイヤー）ループ······························· 40
mid line shift（中央構造の反対側への偏位）············ 67
midbrain（mesencephalon）（Mid：中脳）····· 19, 20, 23
middle cerebellar peduncle（MCP：中小脳脚）········ 18
middle cerebral artery（MCA：中大脳動脈）····· 20, 26
middle frontal gyrus（MFG：中前頭回）··············· 21
middle temporal gyrus（MTG：中側頭回）······· 20, 21
mild cognitive impairment（MCI）····················· 76
MLF（内側縦束）·· 48
MLF症候群··· 48
motion probing gradient（MPG）パルス··············· 13
MRIでの血腫の経時的信号変化························· 12
MRIとは·· **10**
MRIの禁忌··· **14**
MRI装置の原理··· 10
MRアンギオグラフィー·································· **26**
MSA-C オリーブ橋小脳萎縮症··························· 74
MSA-P 線条体黒質変性症································ 74
multiple sclerosis（MS：多発性硬化症）··············· **73**
multiple system atrophy（MSA：多系統萎縮）········ **74**

N

neuromyelitis optica（NMO：視神経脊髄炎）········· 73
normal pressure hydrocephalus（NPH：正常圧水頭症）··· **68**
nuclear magnetic resonance（NMR：核磁気共鳴）現象··· 10

O

occipital lobe（Occ：後頭葉）···························· 25
oculomotor nerve（CNⅢ：動眼神経）·················· 27
olfactory nerve（CNⅠ：嗅神経）······················· 27
optic tract（OT：視索）·································· 20
optic nerve（ON：視神経）······················ 19, 23, 27

P

paracentral lobule（PCL：中心傍小葉）················ 22
parahippocampal gyrus（PHG：海馬傍回）········ 19, 24
parietal lobe（頭頂葉）···································· 25
parietooccipital sulcus（POS：頭頂後頭溝）······ 21, 23
pars marginalis（帯状回縁部）·························· 22
perfusion-weighted imaging（灌流画像）·············· 16
Pick's disease（ピック病）······························· 42
pineal body（PB：松果体）······························· 23
pituitary gland（PG：下垂体）····················· 19, 23
pituitary stalk（PS：下垂体柄）·························· 23
pons（Po：橋）································· 18, 23, 24
pontomedullary sulcus（PoMS：橋延髄溝）··········· 29
postcentral gyrus（PoCG：中心後回）············ 22, 23
postcentral sulcus（PoCS：中心後溝）················· 23
posterior cerebral artery（PCA：後大脳動脈）········ 26
posterior communicating artery（PC：後交通動脈）······ 64
posterior horn of lateral ventricle（PH：側脳室後角）···· 21
posterior limb of internal capsule（PLC：内包後脚）···· 21
posterior reversible encephalopathy syndrome（PRES）
·· **69**
PPRF（傍正中橋網様体）······························· 48
precentral gyrus（PrCG：中心前回）·············· 22, 23
prepontine cistern（PPC：橋前槽）···················· 19
progressive supranuclear palsy（PSP：進行性核上性麻痺）
·· **75**
putamen（Pt：被殻）····································· 21

R

radio frequency（RF）波································ 14
rectal gyrus（RG：直回）································ 19
red nucleus（RN：赤核）································· 20
relaxation（緩和）··· 10
reversible posterior leukoencephalopathy syndrome
（RPLS）·· 69
roof plate（RP：蓋板）··································· 23

S

salt and pepper（白黒の混在）状······················· 66
Shy-Drager syndrome（シャイ・ドレーガー症候群）····· 74
sigmoid sinus（SigS：S状静脈洞）······················ 18
sphenoid sinus（SphS：蝶形骨洞）····················· 18
splenium of corpus callosum（CCs：脳梁膨大部）······ 21, 23
straight sinus（StS：直静脈洞）························· 19
subarachnoid hemorrhage, aneurysm（くも膜下出血，動脈瘤）
·· **64**
substantia nigra（SN：黒質）···························· 20
superior cerebellar peduncle（SCP：上小脳脚）······ 19
superior frontal gyrus（SFG：上前頭回）········ 20, 21
superior frontal sulcus（SFS：上前頭溝）············· 22
superior sagittal sinus（SSS：上矢状静脈洞）
·· 19, 20, 21, 22, 24
superior temporal gyrus（STG：上側頭回）······ 20, 21
superior vestibular nerve（SVN：上前庭神経）······· 29
Sylvian fissure（Sy：シルビウス裂）··············· 20, 24

T

T1 強調像	**11**
——と T2 強調像の特徴	12
T2 強調像	**11**
temporal lobe（Tm：側頭葉）	18, 25
tentorium cerebelli（Tent：小脳テント）	23
thalamus（Th：視床）	21
third ventricle（3V：第三脳室）	20, 23, 24
transient ischemic attacks（TIA：一過性脳虚血発作）	61
transverse sinus（TrS：横静脈洞）	19
trigeminal nerve（CN Ⅴ：三叉神経）	28
trigone of lateral ventricle（Tr：側脳室三角部）	21
trochlear nerve（CN Ⅳ：滑車神経）	28

U

Uhthoff（ウートフ）徴候	73

V

vertebral artery（VA：椎骨動脈）	18, 26
vestibulocochlear nerve（CN Ⅷ：内耳神経）	18, 24, 29
VSRAD	76

W

Wernicke（感覚性言語野）	54

●●●和文索引●●●

あ

圧覚	30
アルツハイマー病（Alzheimer's disease）	**76**

い

胃癌	72
意識障害	61
位置覚，振動覚，圧覚，識別覚，触覚	30
一過性脳虚血発作（transient ischemic attacks：TIA）	61

う

ウートフ（Uhthoff）徴候	73
迂回槽（ambient cistern：Amb）	19, 28
運動系　眼球運動系	**48**
運動系　錐体路系	**44**
運動系　大脳基底核運動系	**46**
運動失調	52
運動性言語野［Brokca（ブローカ）］	54, 55
運動性失語	54
運動性前角細胞	46
運動測定障害	52

え

栄養摂取の上位植物性統合	50
易転倒性	75
遠心路	52
延髄（medulla oblongata：Me）	18, 23

お

横静脈洞（transverse sinus：TrS）	19
温度覚	30, 32

か

外眼筋の支配神経	48
外側三叉神経視床路（交叉）	32, 33
——の味覚線維	35
外側膝状体	41
外側脊髄視床路	30
外側前庭脊髄路	36, 37
外側半規管（lateral semicircular duct：LSD）	18
外側毛帯	39
外直筋（lateral rectus muscle：LRM）	19
外転神経（abducens nerve：CN Ⅵ）	**29**
外転神経核	49
——が障害	48
海馬（hippocampus：H）	19, 24
海馬傍回（parahippocampal gyrus：PHG）	19, 24
蓋板（roof plate：RP）	23
外包（external capsule：EC）	21
海綿静脈洞（cavernous sinus：CavS）	19
下顎頭（mandibular head：MH）	18
下丘（inferior colliculus：ICo）	20
蝸牛（cochlea：Coch）	18, 39
蝸牛神経（cochlear nerve：CoN）	29
蝸牛神経腹側核，背側核	39
角回	55
核間性眼筋麻痺	48
拡散強調像（diffusion weighted image：DWI）	**13**, 61, 63, 73
拡散テンソル tractography	16
核磁気共鳴（nuclear magnetic resonance：NMR）現象	10
核上性注視麻痺	75
下小脳脚（inferior cerebellar peduncle：ICP）	18
下垂体（pituitary gland：PG）	19, 23
下垂体柄（pituitary stalk：PS）	23
下前庭神経（inferior vestibular nerve：IVN）	29
下前頭回（inferior frontal gyrus：IFG）	21
下側頭回（inferior temporal gyrus：ITG）	20
滑車神経（trochlear nerve：CN Ⅳ）	**28**
滑車神経核	49
感覚性言語野［Wernicke（ウェルニッケ）］	54, 55
感覚性失語	38, 54
眼球（eyeball）	19
——の共同運動	48
眼球運動系	**48**
眼球運動系障害の臨床症状	48
冠状断の基準線	15
冠状断像（T1 強調像）	**24**
顔面神経（facial nerve：CN Ⅶ）	18, 24, 29, 35
顔面神経（鼓索神経）	34
顔面神経，内耳神経	**29**
灌流画像（perfusion-weighted imaging）	16
緩和（relaxation）	10

き

記憶保持と想起	56
拮抗運動障害	52

企図振戦	52	コルチ（corti）器官	38
脚間窩（interpeduncular fossa：IPF）	27		
嗅覚系	**42**	**さ**	
——障害の臨床症状	42	三叉神経（trigeminal nerve：CN V）	**28**, 33
嗅球	42	三叉神経系	**32**
球後視神経炎	73	三叉神経主知覚核（橋核）と三叉神経脊髄路	33
嗅索	42	三叉神経脊髄路核と三叉神経脊髄路	32, 33
旧小脳	52	三叉神経中脳路核	32, 33
嗅神経（olfactory nerve：CN I）	27		
嗅神経（T2強調像）	**27**	**し**	
嗅神経溝髄膜腫	42	視蓋前域	49
求心路	52	視覚系	**40**
急性硬膜外血腫（acute extradural hematoma）	**65**	——障害の臨床症状	40
球麻痺	44	視覚性空間見当識	50
橋（pons：Po）	18, 23, 24	視覚皮質	40, 41
橋延髄溝（pontomedullary sulcus：PoMS）	29	視覚野	49, 54
橋核	53	磁気共鳴イメージング（magnetic resonance imaging）	10
橋前槽（prepontine cistern：PPC）	19	識別覚	30
共同運動障害	52	子宮癌	72
共同偏視	48	軸位断の基準線	15
局所神経症状	67, 72	軸位断像（T2強調像）	**18**
筋トーヌスの低下	52	視交叉	40
筋力低下	44	篩骨洞（ethmoid sinus：ES）	18
		視索（optic tract：OT）	20, 40, 41
く		歯状核	53
くも膜下出血（subarachnoid hemorrhage）	**64**, 68	視床（thalamus：Th）	21
		——と頭頂葉皮質間の線維路（仮説）	36
け		視床外側腹側核	31, 33
傾斜磁場	13	視床後内側腹側核	35
痙性	44	視床出血（内側型）	60
楔部（cuneus：Cun）	23	視床髄板内側	51
痙攣	69	視床皮質路	30, 31, 32, 33
痙攣発作	71	視神経（optic nerve：ON）	19, 23, 27, 41
血管性浮腫	69	視神経（T2強調像）	**27**
結腸癌	72	視神経障害	73
言語野	**54**	視神経脊髄炎（neuromyelitis optica：NMO）	73
——障害の臨床症状	54	ジストニア	46
検査室にあやまって持ち込みやすい金属	14	失語	61
		失語症	67
こ		視放線	40, 41
鉤回発作	42	シャイ・ドレーガー症候群（Shy-Drager syndrome）	74
膠芽腫（glioblastoma：GB）	**70**	十字サイン	74
高血圧性脳出血	63	終板（lamina terminalis：LT）	23
後交通動脈（posterior communicating artery：PC）	64	上位運動ニューロンの障害	44
交叉	35, 44	上顎洞（maxillary sinus：MxS）	18
後索	30	松果体（pineal body：PB）	23
後脊髄小脳路	30	上丘	49
後大脳動脈（posterior cerebral artery：PCA）	26	上喉頭神経（迷走神経）	34
巧緻運動障害	52	上小脳脚（superior cerebellar peduncle：SCP）	19, 53
後頭葉（occipital lobe：Occ）	25	上側頭回（superior temporal gyrus：STG）	20, 21
後頭葉視覚皮質	49	上前庭神経（superior vestibular nerve：SVN）	29
呼吸と循環の植物性統合	50	上前頭回（superior frontal gyrus：SFG）	20, 21
黒質（substantia nigra：SN）	20	上前頭溝（superior frontal sulcus：SFS）	22
古小脳	53	情動行動への関与	56
孤束核	35	小脳（cerebellum：Cbll）	25
固有知覚	30	小脳脚（cerebellar peduncle：CeP）	18

小脳系 52
小脳障害 73
小脳性言語 52
小脳虫部（cerebellar vermis：CV） 18, 20
　──や小脳底部（片葉小節葉）の障害 52
小脳テント（tentorium cerebelli：Tent） 23
小脳半球（cerebellar hemisphere：CH） 18
　──の障害 52
小脳扁桃（cerebellar tonsil：To） 18
上矢状静脈洞（superior sagittal sinus：SSS）
　 19, 20, 21, 22, 24
触覚 30, 32
視力障害 69
シルビウス裂（Sylvian fissure：Sy） 20, 24
人格変化 42
神経系 **30**
神経心理検査 76
進行性核上性麻痺（progressive supranuclear palsy：PSP）
　 75
進行性麻痺 42
新小脳 52, 53
振動覚 30
深部腱反射の亢進 44
深部知覚 30, 32

す

随意運動 44, 48
髄液のオリゴクローナルバンド 73
髄液播種 70
錐体外路系 46
錐体路 44, 45
　──の tractography 16
錐体路系 **44**, 46
　──障害の臨床症状 44
垂直注視中枢 48
髄膜炎 68
髄膜刺激症状 72
髄膜腫（meningioma） **71**
頭蓋骨骨折 65
頭蓋内圧亢進症状 67, 72
頭痛 69
スライス（撮像断面）の設定 **15**

せ

星細胞腫 70
正常圧水頭症（normal pressure hydrocephalus：NPH）
　 68
正中溝（median sulcus of rhomboid fossa：MSrh） 19
赤核（red nucleus：RN） 20
脊髄視床路 30, 31, 32, 33
脊髄障害 73
舌咽神経 34
舌下神経核 49
前交通動脈（anterior communicating artery：Acom） 64
前脊髄小脳路 30
前交連 43

前正中裂（anterior median fissure：AMF） 18
前脊髄視床路 30
前大脳動脈（anterior cerebral artery：ACA） 20, 26
穿通動脈の閉塞 63
前庭系 **36**
　──障害の臨床症状 36
前庭視床路 36, 37
前庭神経核 37
前庭神経外側核 37
前庭神経下核 37
前頭眼野 49
前頭葉（frontal lobe） 25

そ

側頭葉（temporal lobe：Tm） 18, 25
側脳室（lateral ventricle：LV） 24
続発性 NPH 68
側脳室下角（inferior horn of lateral ventricle：IH） 19
側脳室後角（posterior horn of lateral ventricle：PH） 21
側脳室三角部（trigone of lateral ventricle：Tr） 21
側脳室前角（frontal horn of lateral ventricle：FH） 21
側方注視中枢 48

た

第三脳室（third ventricle：3V） 20, 23, 24
第四脳室（fourth ventricle：4V） 18, 23
第Ⅷ脳神経（蝸牛神経） 39
第Ⅷ脳神経（前庭神経） 37
体幹失調 52
帯状回（cingulate gyrus：CG） 25
帯状回縁部（pars marginalis） 22
帯状溝（cingulate sulcus：CiS） 23
体性感覚　三叉神経系 **32**
体性感覚　神経系 **30**
体性反射などに対する植物性統合領域 50
大大脳静脈（great cerebral vein：GCV） 21
体内金属の一例 14
大脳鎌（falx cerebri：Falx） 20, 21, 22, 24
大脳基底核運動系 **46**
　──障害の臨床症状 46
大脳脚（cerebral peduncle：CP） 20
大脳縦裂（interhemispheric fissure　longitudinal cerebral fissure：IHF） 22
大脳障害 73
大脳白質（半卵円中心）〔cerebral white matter（semioval center）：CWM（SC）〕 21
多系統萎縮（multiple system atrophy：MSA） **74**
タップテスト 68
縦緩和（T1 強調像） 10, 11
多発性硬化症（multiple sclerosis：MS） **73**
多発性脳神経麻痺 72
ダルクシェーヴィチ（Darkschewitsch）核とカハール（Cajal）間質核 36
淡蒼球〔globus pallidus（pallidum：GP）〕 21

ち

知覚神経 ………………………………………………… 32
中央構造の反対側への偏位（mid line shift）……… 67
中小脳脚（middle cerebellar peduncle：MCP）……… 18, 53
中小脳脚サイン ………………………………………… 74
中心溝（central sulcus：CS）……………………… 22, 23
中心後回（postcentral gyrus：PoCG）…… 22, 23, 31, 32, 33
　　──の基部と島回 ………………………………… 34
中心後溝（postcentral sulcus：PoCS）………………… 23
中心前回（precentral gyrus：PrCG）……………… 22, 23
中心前回一次運動野 …………………………………… 45
中心傍小葉（paracentral lobule：PCL）……………… 22
中枢性味覚路 …………………………………………… 34
中前頭回（middle frontal gyrus：MFG）……………… 21
中側頭回（middle temporal gyrus：MTG）………… 20, 21
中大脳動脈（middle cerebral artery：MCA）……… 20, 26
　　──亜急性期脳梗塞 ……………………………… 61
中脳［midbrain（mesencephalon：Mid）］…… 19, 20, 23
　　──の動眼神経核近傍 …………………………… 48
中脳水道（cerebral aqueduct：Aq）……………… 20, 23
聴覚系 …………………………………………………… **38**
　　──障害の臨床症状 ……………………………… 38
聴覚性および前庭性空間見当識 ……………………… 50
聴覚野［横側頭回，Heschl（ヘシェル）回］… 38, 39, 54
鳥距溝（calcarine sulcus：CalS）…………… 20, 21, 23
蝶形骨洞（sphenoid sinus：SphS）…………………… 18
聴放線 …………………………………………………… 39
直回（rectal gyrus：RG）……………………………… 19
直静脈洞（straight sinus：StS）……………………… 19

つ

椎骨動脈（vertebral artery：VA）………………… 18, 26
痛覚 ………………………………………………… 30, 32

て

転移性脳腫瘍（metastatic brain tumor）…………… **72**
てんかん発作 …………………………………………… 72

と

島（insula）………………………………………… 20, 21
動眼神経（oculomotor nerve：CN Ⅲ）……………… **27**
　　──の全線維が障害 ……………………………… 48
動眼神経核 ……………………………………………… 49
頭頸部癌 ………………………………………………… 72
頭頂間溝 ………………………………………………… 37
頭頂後頭溝（parietooccipital sulcus：POS）……… 21, 23
頭頂葉（parietal lobe）………………………………… 25
頭頂葉内前庭皮質野 …………………………………… 37
頭頂連合野 ……………………………………………… 49
頭部外傷 ………………………………………………… 68
動脈硬化 …………………………………………… 61, 63
動脈瘤（aneurysm）…………………………………… **64**
動脈瘤破裂 ……………………………………………… 64
特発性正常圧水頭症（idiopathic normal pressure hydrocephalus：iNPH）……………………………… 68

な

内頸動脈（internal carotid artery：ICA）……… 18, 19, 26
内耳神経（vestibulocochlear nerve：CN Ⅷ）…… 18, 24, **29**
内耳道（internal auditory canal：IAC）……………… 18
内側膝状体 ……………………………………………… 39
内側縦束（MLF）……………………………………… 48
内側前庭脊髄路 …………………………………… 36, 37
内側側頭葉（海馬，海馬傍回）の萎縮 ……………… 76
　　──の萎縮 ……………………………………… 76
内側毛帯近傍の味覚路 …………………………… 34, 35
内側毛帯路 ……………………………………………… 30
内側毛帯（三叉神経毛帯）………………………… 32, 33
内大脳静脈（internal cerebral vein：ICV）…………… 21
内直筋（medial rectus muscle：MRM）……………… 19
内包（internal capsule：IC）…………………………… 21
内包後脚（posterior limb of internal capsule：PLC）
　……………………………………………… 21, 31, 37
内包後脚錐体路 ………………………………………… 45

に

乳癌 ……………………………………………………… 72
乳頭体（mammillary body：MB）…………………… 20
乳突蜂巣（mastoid air cells：MA）…………………… 18
認知症 …………………………………………………… 75
認知症状 ………………………………………………… 67

の

脳萎縮 …………………………………………………… 76
脳幹障害 ………………………………………………… 73
脳幹や小脳の出血 ……………………………………… 60
脳弓（fornix：Fx）……………………………………… 23
脳血液量（cerebral blood volume：CBV）…………… 16
脳血流 SPECT ………………………………………… 76
脳血流支配 ……………………………………………… 62
脳血流量（cerebral blood flow：CBF）……………… 16
脳梗塞（cerebral infarction）………………………… **61**
脳挫傷（cerebral contusion）………………………… **66**
脳出血（cerebral hemorrhage）……………………… **60**
脳底動脈（basilar artery：BA）…………………… 19, 26
脳動静脈瘤奇形 ………………………………………… 64
脳ヘルニア ……………………………………………… 72
脳葉 ……………………………………………………… **25**
脳梁（corpus callosum：CC）………………………… 24
脳梁膝部（genu of corpus callosum：CCg）……… 21, 23
脳梁体部（body of corpus callosum：CCb）………… 23
脳梁膨大部（splenium of corpus callosum：CCs）… 21, 23

は

パーキンソニズム ……………………………………… 75
パーキンソン病 ………………………………………… 46
肺癌 ……………………………………………………… 72
白質の神経線維路 ……………………………………… 16
跳ね返り現象 …………………………………………… 52
バビンスキー（Babinski）反射 ……………………… 44
破裂部位と出血の広がり ……………………………… 64
半規管，球形囊，卵形囊 ……………………………… 37

反射性眼球運動……………………………………… 48
ハンチントン舞踏病（Huntington's disease）………… 46

ひ

被殻（putamen：Pt）……………………………… 21
被殻出血（外側型）………………………………… 60
皮質核路……………………………………………… 44
皮質下出血…………………………………………… 60
皮質脊髄路（いわゆる錐体路）…………………… 44
尾状核（caudate nucleus：Cd）…………………… 21
尾状核体部（body of caudate nucleus：CdB）…… 24
ピック病（Pick's disease）………………………… 42
非流暢性失語………………………………………… 54

ふ

フォスター・ケネディ（Foster-Kennedy）症候群 ………… 42
不随意運動…………………………………………… 44

へ

平均到達時間（mean transit time：MTT）……………… 16
平衡感覚……………………………………………… 36
辺縁系………………………………………………… **56**
扁桃体………………………………………………… 42
片麻痺…………………………………………… 61, 67

ほ

傍正中橋網様体（PPRF）…………………………… 48
傍正中中脳網様体…………………………………… 49
放線冠錐体路…………………………………… 44, 45

ま

マイヤー（Meyer）ループ………………………… 40
慢性炎症性脱髄疾患………………………………… 73
慢性硬膜下血腫（chronic subdural hematoma）………… **67**

み

味覚系………………………………………………… **34**
見かけの拡散係数（apparent diffusion coefficient：ADC）
　……………………………………………………… 69
右中大脳動脈亜急性期脳梗塞……………………… 61
右被殻出血…………………………………………… 60
三日月状の高吸収域………………………………… 67
水分子のブラウン運動……………………………… 13

む

無嗅症（anosmia）…………………………………… 42

め

迷走神経……………………………………………… 34

も

網膜…………………………………………………… 41
網様体…………………………………………… 50, 51
網様体系……………………………………………… **50**

や

矢状断像（T1強調像）…………………………… 15, 23

ゆ

指－鼻試験…………………………………………… 52
指－指試験…………………………………………… 52

よ

横緩和（T2強調像）……………………………… 10, 11

ら

ラクナ梗塞（lacunar infarction）………………… **63**

り

流暢性失語…………………………………………… 54

一目でわかる！脳のMRI 正常解剖と機能

2015年 7 月25日　第 1 版第 1 刷発行
2022年 2 月 1 日　第 1 版第 3 刷発行

監　修	石藏礼一
編　著	野﨑園子, 安藤久美子

発行人	小袋朋子
編集人	小林香織
発行所	株式会社 学研メディカル秀潤社
	〒141-8414 東京都品川区西五反田 2-11-8
発売元	株式会社 学研プラス
	〒141-8415 東京都品川区西五反田 2-11-8
印刷所	欧文印刷 株式会社
製本所	株式会社 難波製本

この本に関する各種お問い合わせ
【電話の場合】●編集内容については Tel. 03-6431-1211（編集部）
　　　　　　　●在庫については Tel. 03-6431-1234（営業部）
　　　　　　　●不良品（落丁, 乱丁）については Tel. 0570-000577
　　　　　　　　学研業務センター
　　　　　　　　〒354-0045　埼玉県入間郡三芳町上富 279-1
　　　　　　　●上記以外のお問い合わせは 学研グループ総合案内 0570-056-710（ナビダイヤル）
【文書の場合】〒141-8418　東京都品川区西五反田 2-11-8
　　　　　　　学研お客様センター『一目でわかる！脳のMRI 正常解剖と機能』係

©2015 by Reiichi Ishikura, Sonoko Nozaki, Kumiko Ando　Printed in Japan.
●ショメイ：ヒトメデワカル！ノウノエムアールアイセイジョウカイボウトキノウ

本書の無断転載, 複製, 頒布, 公衆送信, 翻訳, 翻案等を禁じます.
本書に掲載する著作物の複製権・翻訳権・上映権・譲渡権・公衆送信権（送信可能化権を含む）は株式会社 学研メディカル秀潤社が管理します.
本書を代行業者等の第三者に依頼してスキャンやデジタル化することは, たとえ個人や家庭内の利用であっても, 著作権法上, 認められておりません.
学研メディカル秀潤社の書籍・雑誌についての新刊情報・詳細情報は, 下記をご覧ください.
　　https://gakken-mesh.jp/

本書に記載されている内容は, 出版時の最新情報に基づくとともに, 臨床例をもとに正確かつ普遍化すべく, 著者, 編者, 監修者, 編集委員ならびに出版社それぞれが最善の努力をしております. しかし, 本書の記載内容によりトラブルや損害, 不測の事故等が生じた場合, 著者, 編者, 監修者, 編集委員ならびに出版社は, その責を負いかねます.
また, 本書に記載されている医薬品や機器等の使用にあたっては, 常に最新の各々の添付文書や取り扱い説明書を参照のうえ, 適応や使用方法等をご確認ください.

JCOPY〈出版者著作権管理機構委託出版物〉
本書の無断複写は著作権法上での例外を除き禁じられています. 複写される場合は, そのつど事前に, 出版者著作権管理機構（電話 03-5244-5088, FAX 03-5244-5089, e-mail :info@jcopy.or.jp）の許諾を得てください.

表紙・本文デザイン	麒麟三隻館　花本浩一
編集協力/DTP	都筑律子, 東 百合子, 池内美佳子, 大木田俊和, 中澤慶司
DTP/図版作成	（有）ブルーインク
図版作成	（株）日本グラフィックス